衰えた体がよみがえる

最高最善の運動

機能解剖学
×
動的
ストレッチ
で不調を回復

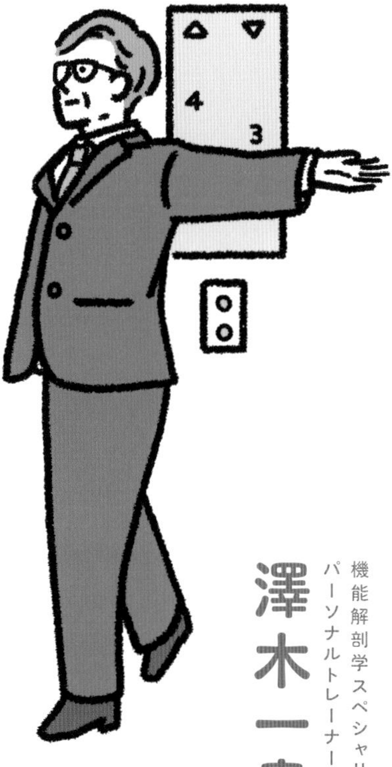

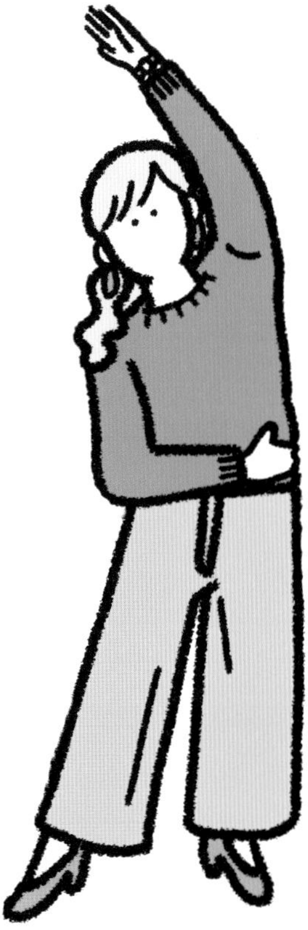

機能解剖学スペシャリスト
パーソナルトレーナー
澤木一貴

大和書房

「本来の体」によみがえる最高最善の運動

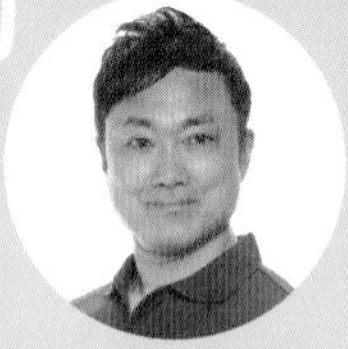

澤木一貴
（さわきかずたか）

株式会社SAWAKI GYM代表取締役。NESTA JAPAN理事。トレーナー歴29年。静岡県の整形外科病院でトレーナー科主任を歴任し、リハビリ後の方からトップアスリートまで医学的根拠に基づき指導。その後専門学校講師を12年間務め、機能解剖学を中心に学生教育を行う。現在はトレーナー活動の他、講演会やメディアで健康情報を発信している。出版書籍は12冊、監修雑誌は300冊以上。テレビ出演多数。

医者からも運動をすすめられたけど、いまいち何をしていいか分からない。運動が体にいいことはわかるけど、継続できない。という方も少なくないのではないでしょうか。トレーナーとして、健康意識の高い方が増えてきていることを実感していますが、運動の正しい知識を知っている人が圧倒的に少ないことも感じています。

誰もが気軽にできる健康習慣なのに、非常にもったいなく感じます。

本書でお教えする運動は、主に「動的ストレッチ」を改良したもので、誰でもどこでも簡単に出来るものです。ラジオ体操やブラジル体操も動的ストレッチの一種ですね。一般的なストレッチと違い、腕や脚を振りながら行うため血行増進作用もあります。尚且つ、筋トレの効果を含みながら柔軟性も得られる「最高の運動」なのです。さらに、私が指導する動的ストレッチは「機能解剖学」に基づいて行うため、無駄がなく効率的に鍛えられます。機能解剖学とは「筋肉や関節の特徴・働きを理解し、体の動きとどのように連動するかを科学的に探求する学問」です。つまり体の構造に応じた、体にとって安全かつ効果的な「最善の運動」が出来るのです。医療関係者にもお墨付きをいただいた根拠に基づく運動です。

運動不足で体が衰えていると、正しい動きができません。正しい動きができなければ、肩こり、腰痛、膝痛といろんな症状につながります。

ぜひ、本書の運動で筋肉と柔軟性を同時に呼び起こしてください。

「疲れやすい体になった」「肩こり・腰痛など体の不調が出てきたな」という方はもちろん、ケガを防止し効率のいいカラダの動かし方を学びたい運動愛好家にとっても、役立つ一冊です。本書を通して、あなたのお悩みを取り除き、健康な体を手に入れることができれば嬉しい限りです。

では、衰えた体がよみがえる最高最善の運動を始めましょう！

本書のポイント

本が180度オープンする!

180度フラットに開くので、
ページが勝手に閉じることなく
ストレスフリーで読むことができます。

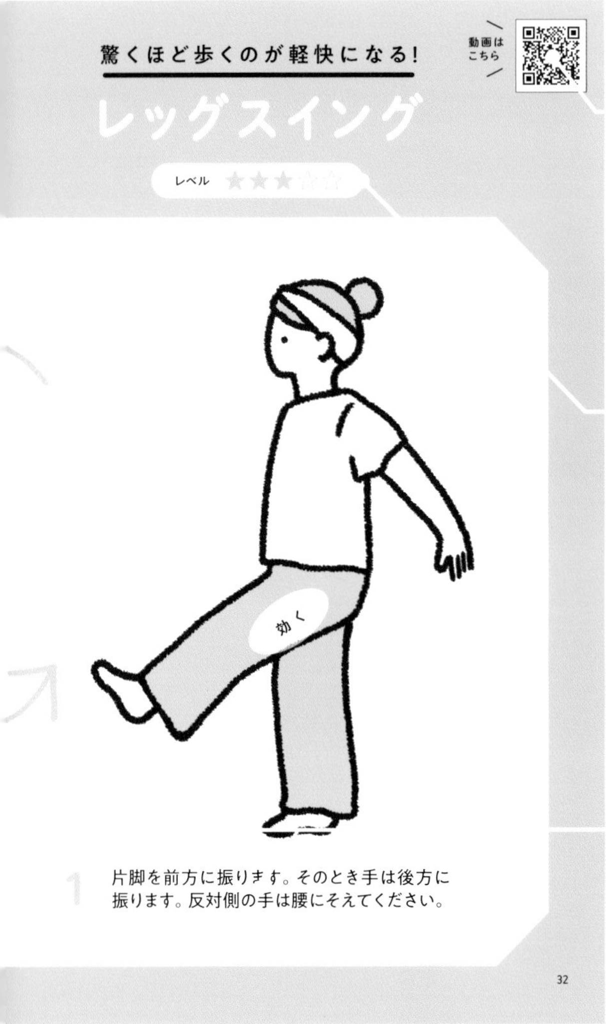

動画でよくわかる!

QRコードを読み取ると
実践動画が見られます。
お気に入りに保存して
おけば、スマホで
いつでもどこでも
実践できます。

レベルがわかる!

全体的に強度は低く、
誰でも実践できるもの
ばかりです。
心配な方はレベルの
低いものから実践して
みてください。

動きは2ステップのみ!

2ステップでできて、
本当に効果のある運動
だけを厳選しています。

実践のコツ

1. 無理に行わない回数にこだわりすぎない。
2. 朝、日中、これから頑張るぞという時に効果的。
3. 左右均等にバランスよく行う。
4. 呼吸はゆったりとリラックスして行う。

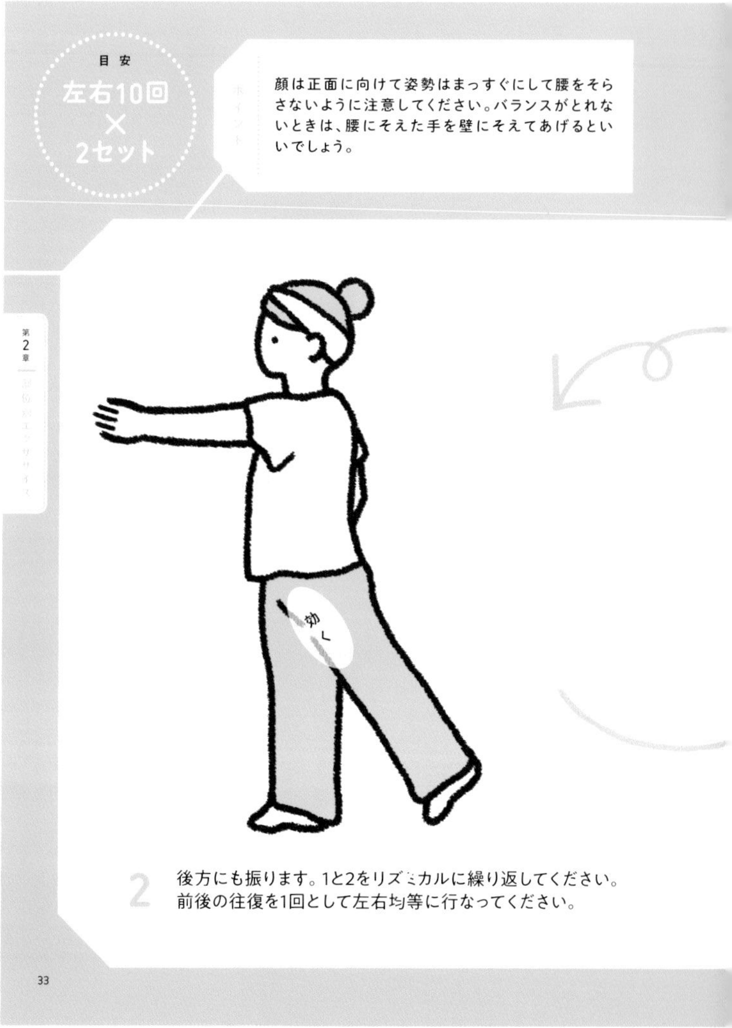
目安
左右10回
×
2セット

ポイント

顔は正面に向けて姿勢はまっすぐにして腰をそらさないように注意してください。バランスがとれないときは、腰にそえた手を壁にそえてあげるといいでしょう。

第2章 部位別エクササイズ

効く

2 後方にも振ります。1と2をリズミカルに繰り返してください。前後の往復を1回として左右均等に行なってください。

33

ポイントで補足！

気をつけてほしいことをわかりやすく解説しています。

これ、衰えやすい筋肉です！

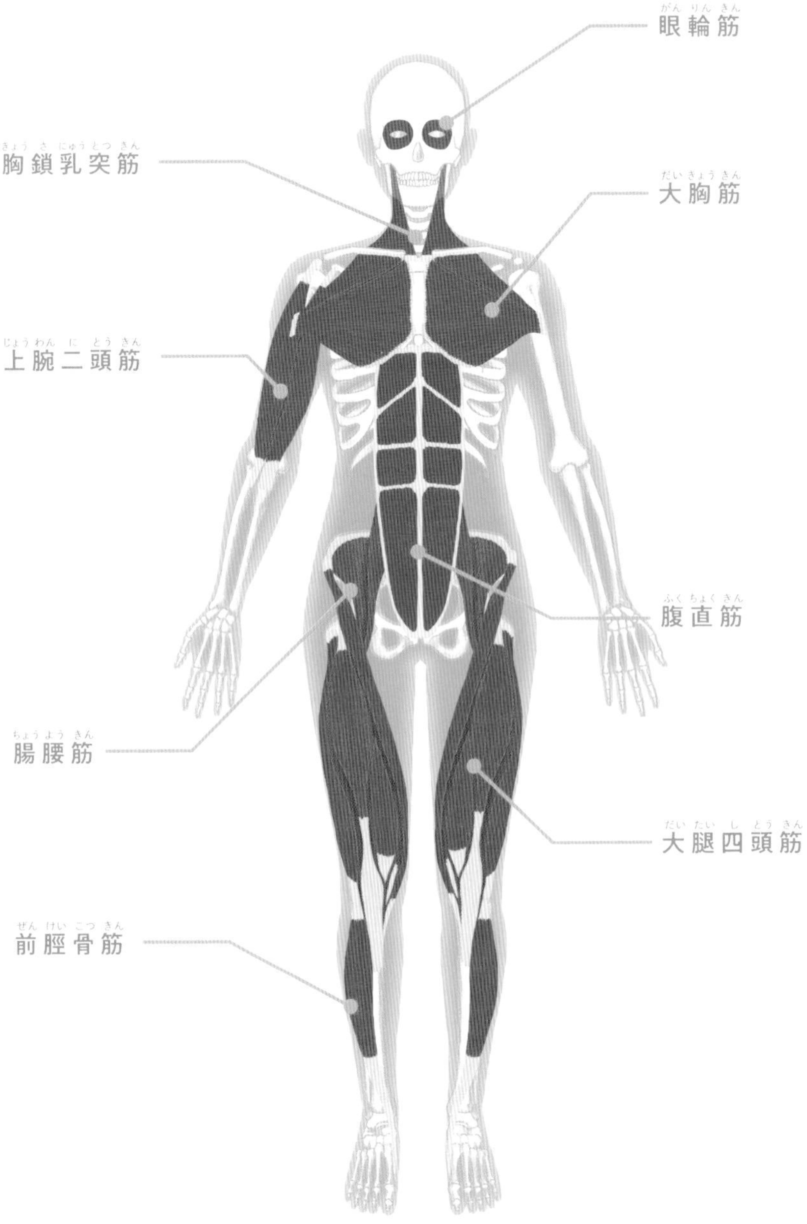

本書の運動で筋肉が活性化し、「疲れない」「動ける」体に変わります！

衰えやすい筋肉を本書で効果的にアプローチしていきます。
いつでもどこでもだれでも行える運動なので
ぜひ実践してみてください。

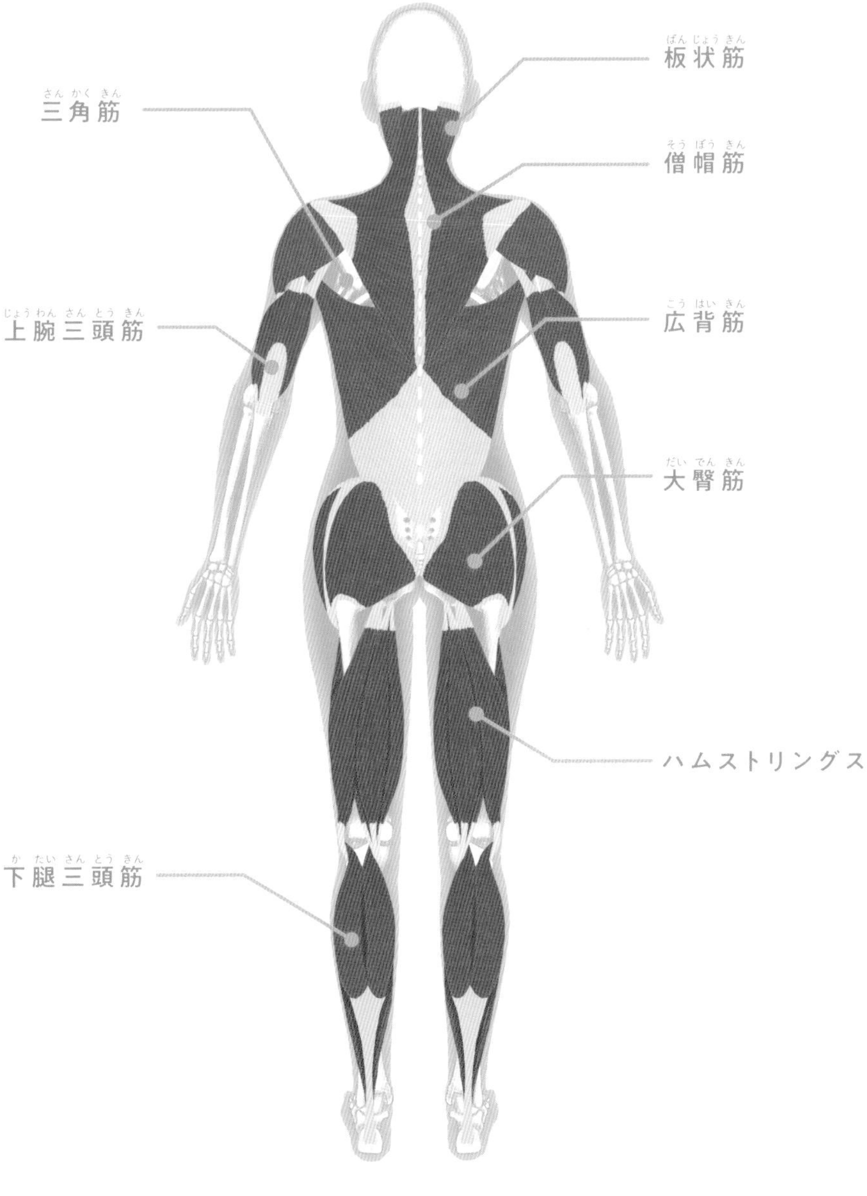

contents

第1章

最高最善の運動を行うための基本

運動に関する「知識」を知っているのか、
知らないのか、で大きな差がつきます。
間違った運動をしていれば、
怪我をしやすくなったり、
日常生活に支障が出てしまうこともあります。
頑張っているのに、身体パフォーマンスが
上がらないということもありますね。
なぜ運動する必要があるのか、
なぜ本書の運動で健康な体になるのか、
1つずつご説明していきます。
知識を学んだ上で、自分にあったエクササイズが
1つでも見つかれば幸いです。

筋肉と柔軟性は、年齢とともにどんどん衰えてくる

「使うか」「失うか」の原理

健康を保つ秘訣、それは「食事・休養・運動」の3要素のバランス。つまり「栄養の摂取」、「十分な睡眠」、そして「適切な運動」をすることです。

この中で一番ハードルが高いのは「運動」の部分ではないでしょうか。それは生きる上で、しなくてもいいものだからです。ただし「健康に」生きるためには必要不可欠なことです。

筋肉・骨・神経などの運動器は加齢とともにどんどん低下します。男女とも40歳を皮切りに低下スピードが上がります。

使わない筋肉や柔軟性は衰退し失われてしまうのです。

しかし、筋肉や骨はいくつになっても鍛えることができます。運動器の寿命は

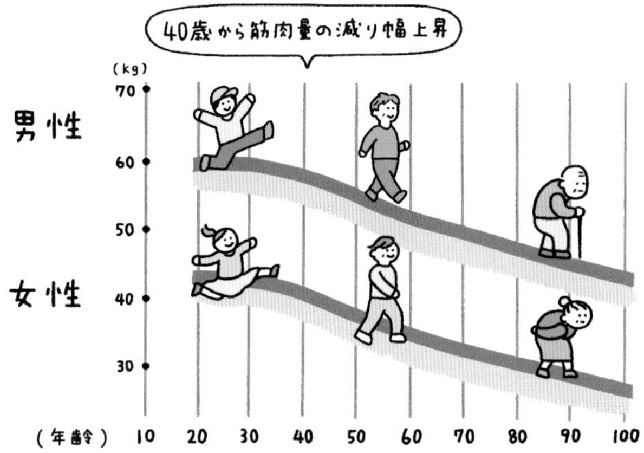

日本人筋肉量の加齢による特徴「日本老年医学2010」を元に作図

自分で延ばすことができます。エネルギッシュに笑顔で過ごし、人生を謳歌するためには運動が必須です。

実は厚生労働省の調査では、40歳以上の80%もの人が要介護になる可能性を含んでいるという結果が出ています。運動器の衰えが原因で、歩行や立つ座るなどの日常生活に障害をきたし、要介護や寝たきりになるリスクを考えれば、今やっておく必要があるのではないでしょうか。

ぜひ第2章の部位別エクササイズで、衰えやすい筋肉・関節をまんべんなく活性化してください。

健康を考えるのなら「頑張らない」「人と比べない」

靭帯の緩み、怪我の原因にもつながる

健康のためには運動は必須です。

しかし、むやみやたらに運動してくださいとは言いません。

例えば年齢に限らず、間違った方法でストレッチをやりすぎると、靭帯という組織が緩くなってしまい関節の安定がなくなります。開脚を１８０度したいと言う方がいますが、それもおすすめできません。バレリーナは適切な筋肉量があるから過度な柔軟性にも耐えられます。しかし筋肉がなければ、体の安定が悪くなり怪我につながってしまいます。

また、特定の場所を筋トレしすぎると、体のバランスが悪くなりますし筋肉痛のときに同じ部位を鍛えると、血行が悪くなり、筋肉も硬くなります。

もしも、バレリーナになりたい、ボディビルダーになりたいと言うのであればある程度の無理は必要なのかもしれません。しかし一般の方が健康を考えるのであれば、適度に頑張りすぎないのがポイントです。

さらに健康のためにランニングをやっている方もいらっしゃるかもしれませんが、有酸素運動のやりすぎも実は健康には良いとは言えません。30分程度は問題ありませんが、栄養摂取をせずにあまりにも長い時間（45〜60分以上）やると、脂肪も減りますが、筋肉も減っていってしまう場合があるからです。

運動を全くやっていない方が、日常生活で運動を取り入れる手段としては、「自分ルール」を決めてみるのをおすすめしています。

「2日に一回は、エレベーター、エスカレーターを使わない日を作ってみる。」「週に2回は一駅前で電車を降りて、家まで歩いて行く」などです。

健康のためには、何事もやりすぎはよくありません。自分ができる範囲で、つらくない程度で行ってください。本書の運動であれば、1日1つでも、生活の中に緩く取り入れていただければ、徐々に快適な体になっていきますよ。鍛え抜くような運動ではなく、「実用的な体を手に入れる」軽度な運動を行っていきましょう。

運動を控えてほしい時間帯
運動にベストな時間帯

特に運動を控えて欲しい時間帯は「寝る直前」と「食後」「空腹時」の3つ。

「寝る直前」「食後」「空腹時」は特に注意

寝る直前に激しい運動をしてしまうと、自律神経の交感神経が優位になり、体が起きた状態になります。なかなか眠りにつけず、寝不足の原因にもなってしまいます。

実は本書のP74にも「寝つきをよくする」エクササイズを取り入れていますが、強度を限りなく低く、ゆるりとした動きで行うことで、副交感神経を優位にさせています。問題なく行えますので、ぜひ実践してみていただきたいです。

次に控えていただきたいのは、食後です。

食後30分以内は体内で消化吸収が活発に行われ、胃腸に血液が集まっている状態です。運動をしてしまうと、胃腸以外の筋肉にも血液を送る必要が出てきてしまいます。そうすると胃腸へ十分に血液が行き渡らず、正しく消化できない可能性があるのです。

逆に空腹時に行うのもおすすめできません。

十分なエネルギーがない中で運動を行うと貧血や立ちくらみなどリスクが出てきます。それでも、すぐに運動をしたいと言う方は消化の良い軽食や果物を食べてから行うようにしましょう。

逆に運動にベストな時間帯はこれら以外の時間帯です。特にあげるとすれば、日中の体が暖まっている時間帯です。

仕事をされている方はなかなかオフィスから出ないかもしれませんが、本書の運動はどこでも気軽にできるものばかりですので、隙間時間や移動時間にサッと実践してみてください。

おうちにいる時であれば、運動へのハードルを下げるためにも「テレビをみるときにやる」「歯を磨くときにやる」など、いつもの習慣にひっつけてやってみるのもお勧めですよ。自分の生活リズムに合わせてやってみてください。

「筋肉の活性化」+「柔軟性のアップ」を実現！

筋力と柔軟性が同時に手に入る運動

肩こり、冷え性、転倒など、あらゆる不調を解消するために、特に「筋肉」と「柔軟性」を手に入れていただきたいです。

筋肉不足の弊害は、基礎代謝の低下です。

基礎代謝とは、体温維持、心臓や呼吸など、人が生きていくために最低限必要なエネルギーのことを言います。基礎代謝が低いと、冷えやすく太りやすい体質になります。

また、日常生活ですぐに疲れやすくなりますし、体のバランスが悪くなります。

歩くという動作を1つとっても、大腿四頭筋、ハムストリングス、下腿三頭筋など脚の筋肉に加えてお尻や腕の筋肉まで、実は、全身を使っているのです。疲れにくい体、そして体のバランスを保つためにも筋肉が不可欠です。

柔軟不足の弊害は動きにくくなり、不調や怪我につながることです。関節の可動域が狭いため、歩幅が減って歩くペースが遅くなります。腕が上がりにくくなるため高いものが取りにくくなります。

無理に体を使って、それが原因で怪我にもつながっていくのです。

また、老化により動きが鈍くなる仕組みは、筋肉の外側にある「筋膜」が歳を取ると厚くなり、中の筋肉が動き辛くなることが原因です。筋肉は伸びたいのに、筋肉を包んでいる膜が厚いためにブレーキがかかっている状態なのです。それを解消するためにも運動は有効です。

本書の運動は、単に体を柔らかくするだけではなく、最低限の筋肉も維持できるようになっています。また体を動かすため、血行もよくなります。

機能解剖学に基づいた「実用性のある動き」を行うため、普段の生活の動きが格段に変わってきます。

次のページから、本書の運動のメリットをまとめています。

本書の運動のメリット ① 柔軟性が確実に上がる

必要十分な柔軟性を手に入れる

無理やり伸ばす運動は一切ありません。

機能解剖学に基づいて、実用的かつ必要十分な体の柔らかさを手に入れることを目的にしています。

バレリーナのように柔らかくなりたい、という人もいらっしゃるかもしれませんが、それ相応の筋肉がないと姿勢を保てなくなり、逆効果になってしまいます。

ですから本書の運動で、日常動作がラクになる柔軟性を確実に手に入れましょう。

体をリズミカルに振ることにより、1つの運動で関節周辺の2つの筋肉を同時に伸ばせるエクササイズが多数あります。

関節可動域が向上し、劇的に日常生活がラクになっていきますよ。

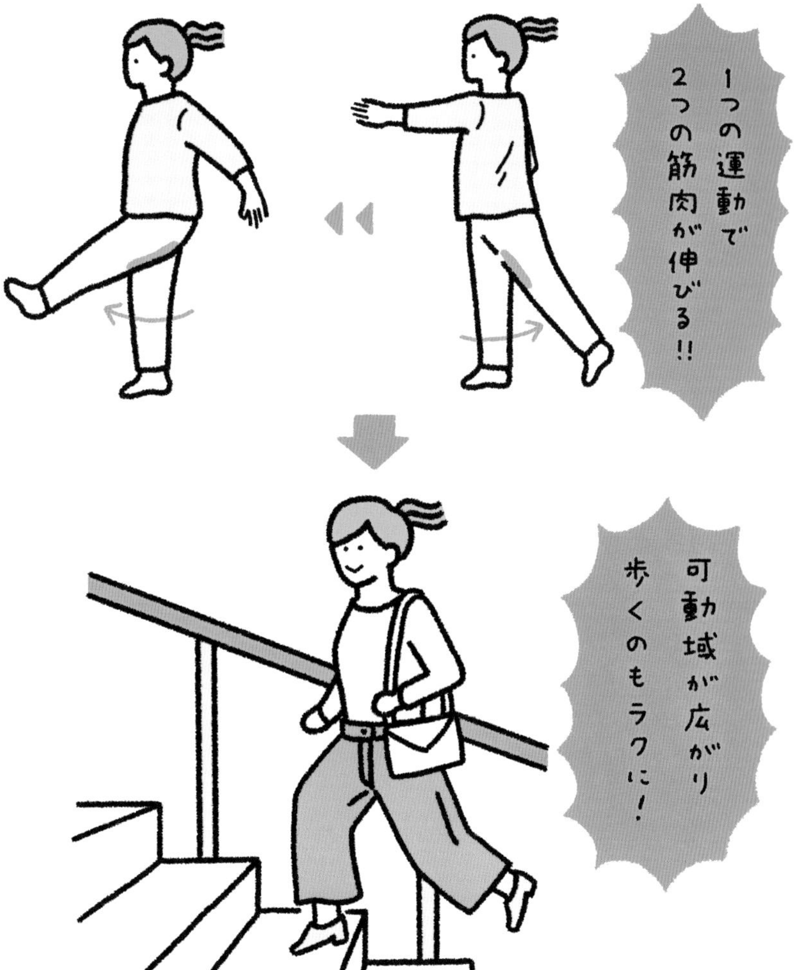
1つの運動で
2つの筋肉が伸びる!!
可動域が広がり
歩くのもラクに!

本書の運動のメリット
②姿勢がよくなる

関節の機能を最適化する

運動を続けていくと、関節の可動性と、関節の安定性も保たれます。

関節は2つ機能があります。1つ目は背骨の胸椎など、動く関節をより動くようにする関節。2つ目は腰椎、膝の関節のように安定性が求められる関節です。

この運動はそれぞれを最適化する効果があるのです。

筋肉が正常な位置に徐々に戻っていき、結果として、姿勢のニュートラルポジションをとりやすくなります。

人は自分の取りやすい姿勢をしてしまいますが、それを続けると、だんだん姿勢が悪くなり、正常に動かなくなります。自発的に動かしてあげて、本来の体を取り戻してあげましょう。

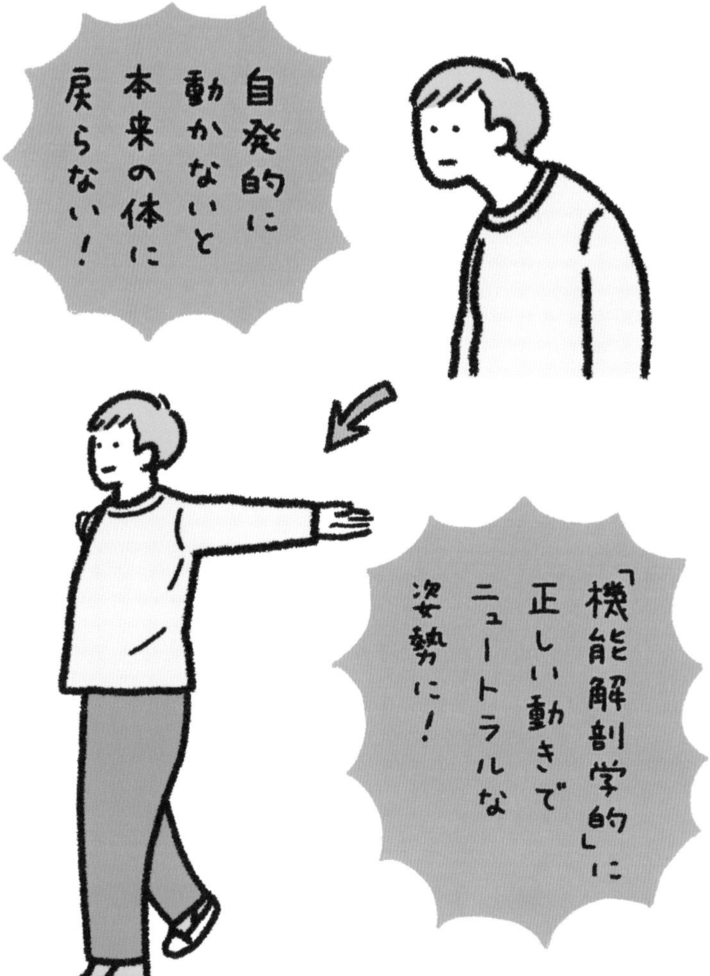
自発的に
動かないと
本来の体に
戻らない！
「機能解剖学的」に
正しい動きで
ニュートラルな
姿勢に！

本書の運動のメリット
③筋肉が活性化し血行もよくなる

ウィルスを寄せ付けない体に

体を効率的に動かすので、筋温が上がり、血行もグンとよくなります。

そして血行がよくなると、いいことづくめです。

免疫力が高まり、ウイルスを寄せ付けなくなります。

栄養が隅々に届き、細胞が若々しくなります。つまり美肌にもつながります。

基礎代謝も上がり、冷えにくく太りにくい体に変化していきます。

また血流量が増大し、体に溜まった疲労物質も抜けていきます。

簡単な動作なのに、これだけの効果をもたらしてくれます。

メリットを知ってから行うと運動効果も変わってきますよ。

ぜひ次の章から気軽に実践してみてください。

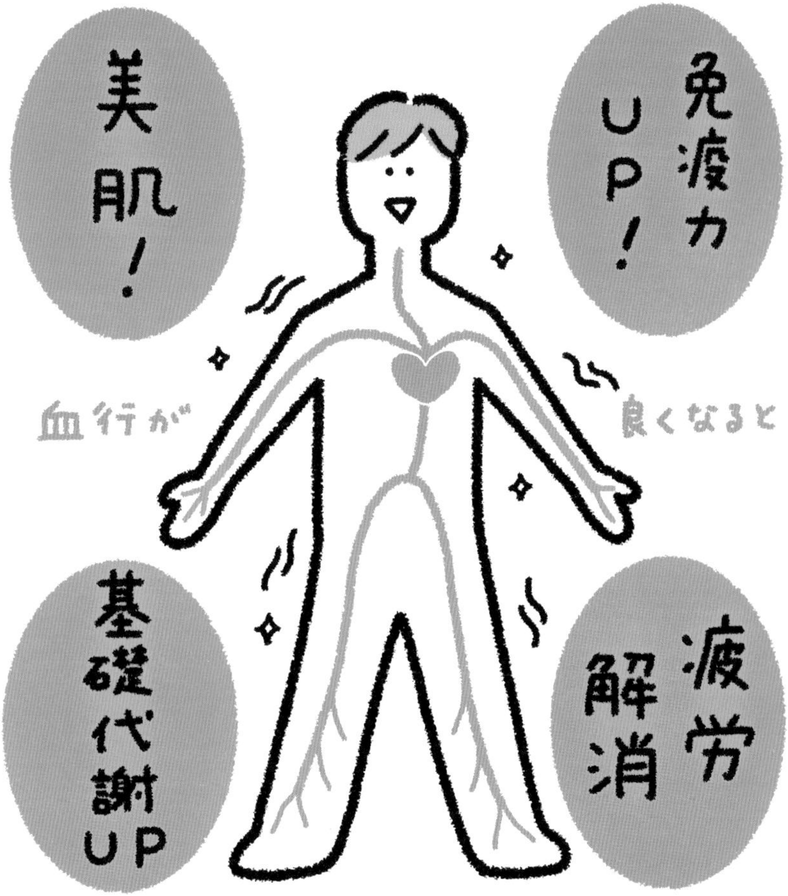
美肌！
免疫力UP！
血行が良くなると
基礎代謝UP
疲労解消

第 2 章

衰えた体がよみがえる！
部位別エクササイズ

この章では、衰えやすい部位を
活性化させる運動をご紹介していきます。
軽い筋トレにもなり、ストレッチにもなる
一石二鳥の運動です。まずは、なぜこの部位を
活性化させる必要があるのかを
学んだ上で、実践してみてください。
運動の回数は目安ですので、キツいと感じた
場合は回数やセット数など落として
チャレンジしてください。
衰えた体を本来の体に戻して、
生活の質をグンと上げていきましょう。

衰えやすい筋肉 No.1

股関節周り

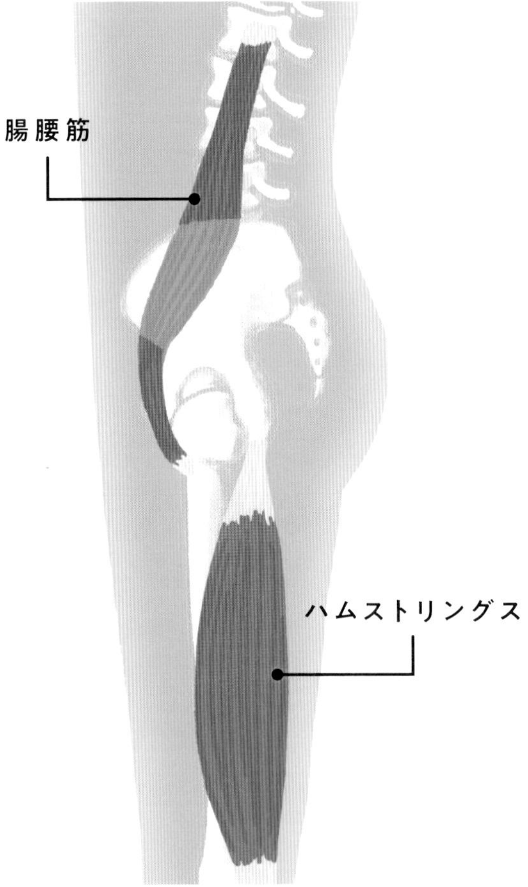

ここが弱ると…

- × 歩幅が狭くなる
- × 歩くとすぐ疲れるようになる
- × 姿勢が悪くなる

機能解剖学的ポイント

エスカレーター・エレベーターの増加や段差の少ない舗装された道路の普及で、生活が快適になった反面、「脚を上げる」という行為が極端に減ってきています。日常生活で脚を上げる機会が全くないという方もいらっしゃるでしょう。
それにより、特に衰えてしまう部位が「股関節周り」です。なかでも特に使われなくなる筋肉が「腸腰筋《ちょうようきん》」と「ハムストリングス」の２つ。腸腰筋は歩行の際に脚を前方に振り出すときに使われます。ハムストリングスは太ももの裏側にある筋肉で、脚を後方に振るときに使われます。
この２つの筋肉を活性化させることで、脚が上げやすくなり、歩幅も広がり、歩くのが劇的にラクになりますよ。

下記に当てはまる人は即実践しましょう！

- □ 歩く機会の少ない方
- □ 片足立ちで靴下が履けないバランスの悪い方
- □ スポーツが趣味の方

驚くほど歩くのが軽快になる!

レッグスイング

動画は
こちら

レベル ★★★☆☆

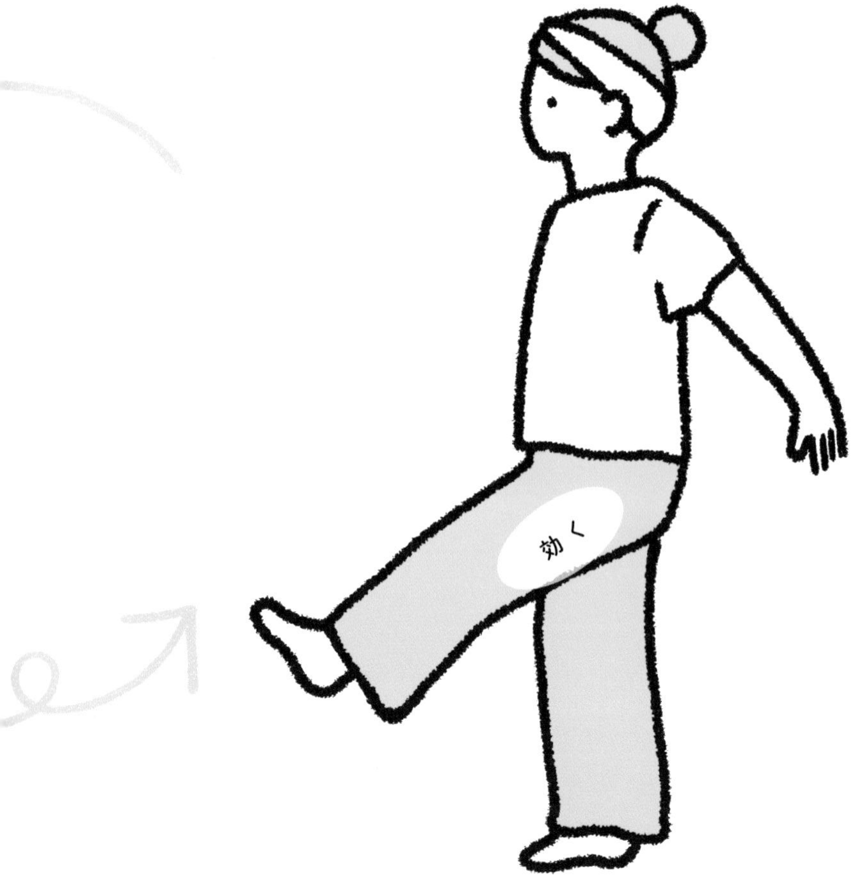

1 片脚を前方に振ります。そのとき手は後方に振ります。反対側の手は腰にそえてください。

目安

左右10回
×
2セット

ポイント

顔は正面に向けて姿勢はまっすぐにして腰をそらさないように注意してください。バランスがとれないときは、手を腰ではなく壁に当てて支えにするといいでしょう。

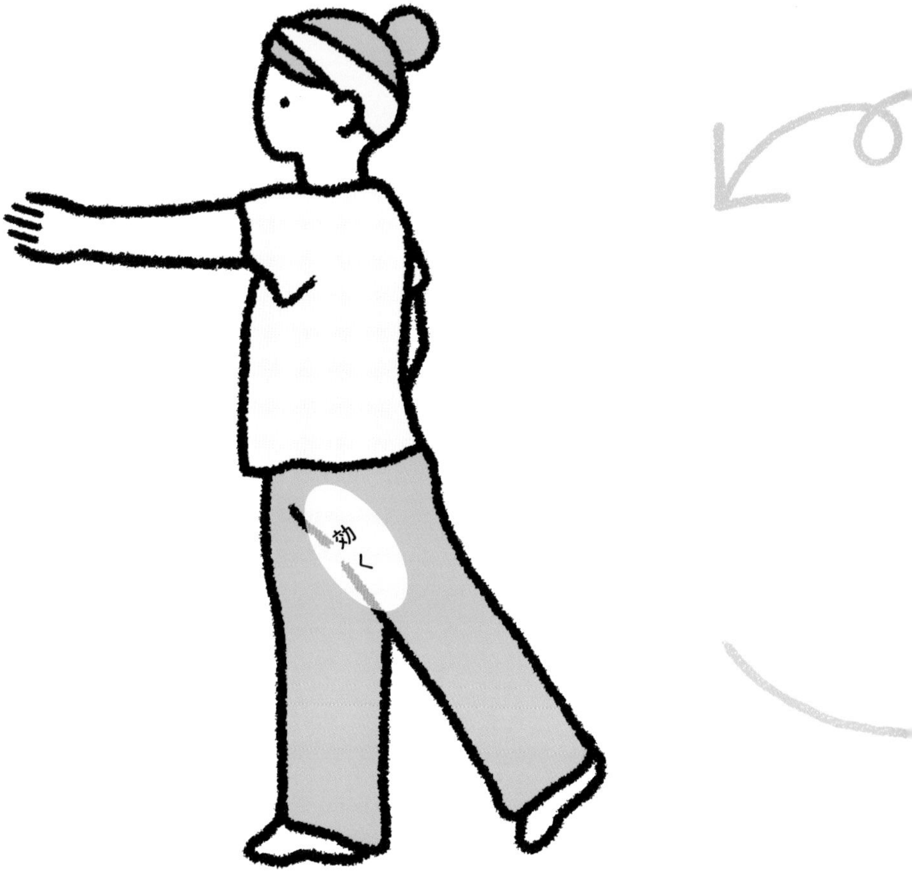

2 後方にも振ります。1と2をリズミカルに繰り返してください。前後の往復を1回として左右均等に行ってください。

衰えやすい筋肉 No.2

太もも

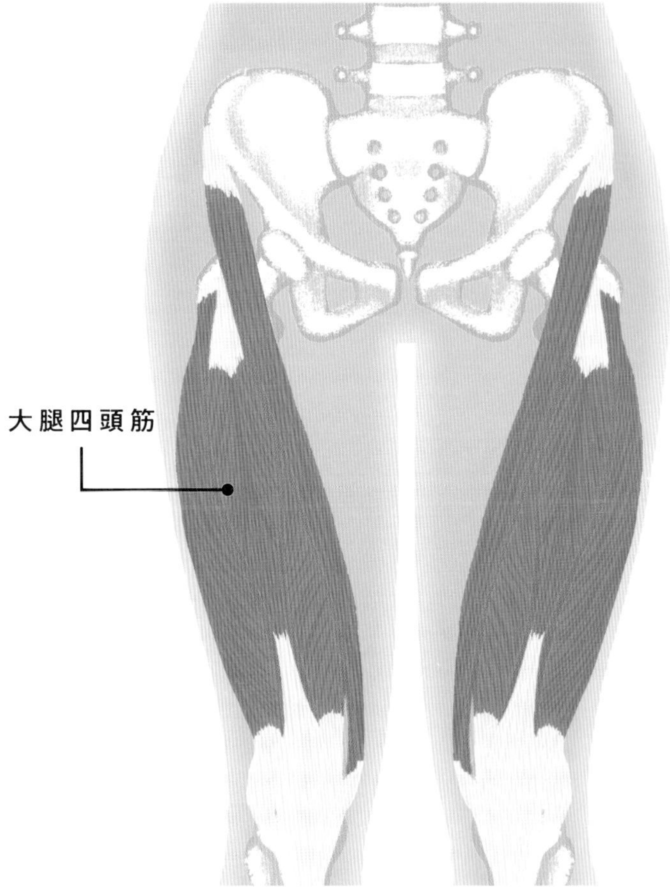

ここが弱ると…

- × 立ったり座ったりが困難になる
- × 膝に負担がかかる
- × 変形性膝関節症のリスクが上がる

機能解剖学的ポイント

太ももの筋肉である「大腿《だいたい》四《し》頭筋《とうきん》」は、中間広筋、内側広筋、外側広筋、大腿直筋の４つの筋肉の総称です。実は体の中で一番の体積を持ち、主に体重を支える筋肉です。

この筋肉が低下したり、固まってしまうと、立ち上がる動作や座る動作が非常につらくなります。

膝にも負担をかけてしまい、ひどい人では「変形性膝関節症《へんけいせいひざかんせつしょう》」と呼ばれる膝痛のリスクも上がります。

普段の生活からスポーツまであらゆる動きで使われる筋肉ですので、本来の動きを取り戻すためにエクササイズが必須です。

下記に当てはまる人は即実践しましょう！

- □ 座る時間の多い方
- □ 腰に疲れが溜まりやすい方
- □ 膝に痛みを感じやすい方

動画は
こちら

立ち座りがラクになる!

クアドストレッチ

レベル ★★★★☆

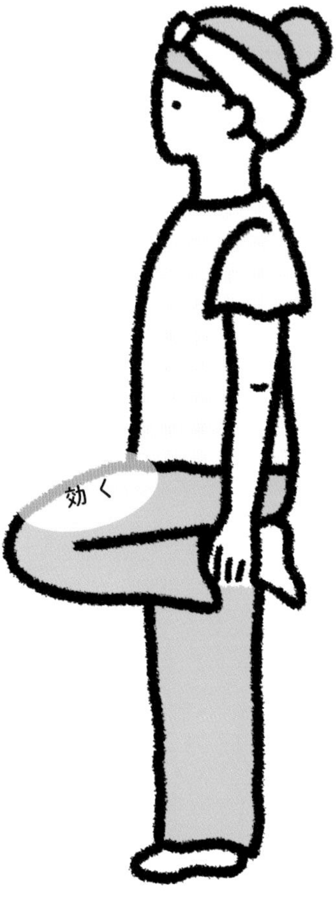

1 片膝を折り曲げ、足首を手で持ちます。
かかとがお尻につくようにしましょう。

目安

左右10回 × 2セット

ポイント

お腹に力を込める意識をもちましょう。姿勢はまっすぐにして、腰をそらさないように注意してください。前後に動かすときは、脚が外側に開かないようにしましょう。

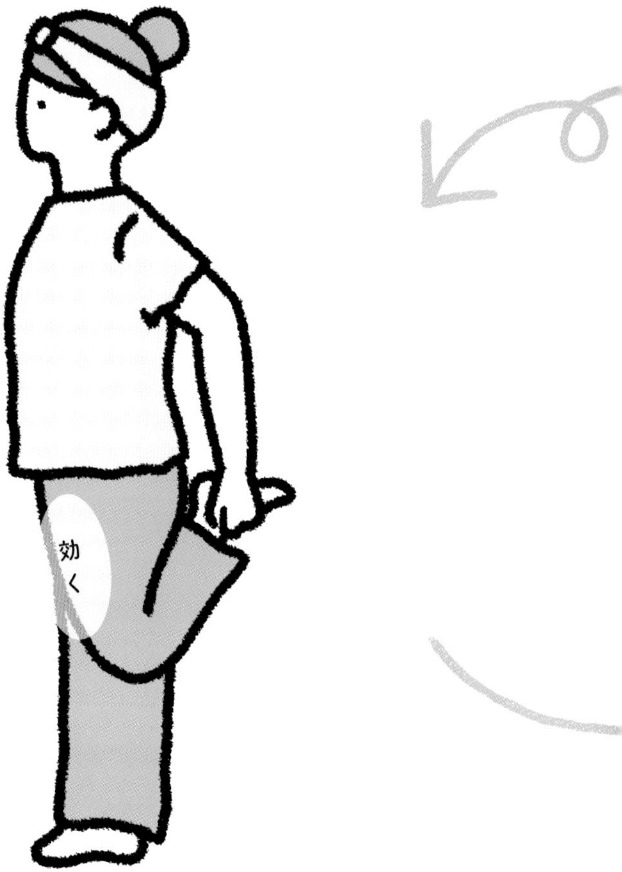

2 股関節を軸にゆっくりと後方に動かします。太ももの前が伸びたところで2秒キープし、この動作を繰り返します。

衰えやすい筋肉 No.3

ふくらはぎ

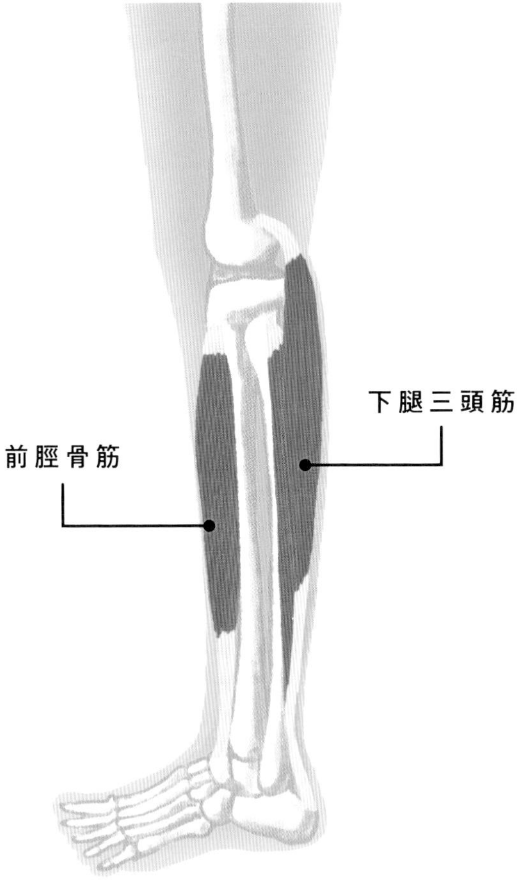

ここが弱ると…

- × 脚がつりやすくなる
- × つまずきやすくなる
- × 脚がむくみやすくなる

機能解剖学的ポイント

ふくらはぎは第二の心臓と呼ばれています。

それは足に流れる血液を重力に逆らって、心臓へと押し戻す「筋《きん》ポンプ作用《さよう》」という役割があるからです。

その効果で、全身の血液循環が良くなります。これから紹介するエクササイズで「下腿三頭筋《かたいさんとうきん》」を活性化させることにより、ふくらはぎの血流がよくなり「脚がつる」「むくみやすい」という不調を改善できます。また「前脛骨筋《ぜんけいこつきん》」も同時にストレッチすることで、すねの前の方もストレッチされ、つまずき予防になります。足首をそらす動作や、しゃがむ動作は日常的にやる機会がないので、年を重ねるごとに衰えてきてしまうのが実状です。ぜひチャレンジしましょう。

下記に当てはまる人は即実践しましょう!

- □ 脚がむくみやすい方
- □ 冷え性の方
- □ 脚がつりやすい方

脚がスッキリむくみゼロ！

動画は
こちら

カーフ＆トゥレイズ

レベル ★★☆☆☆

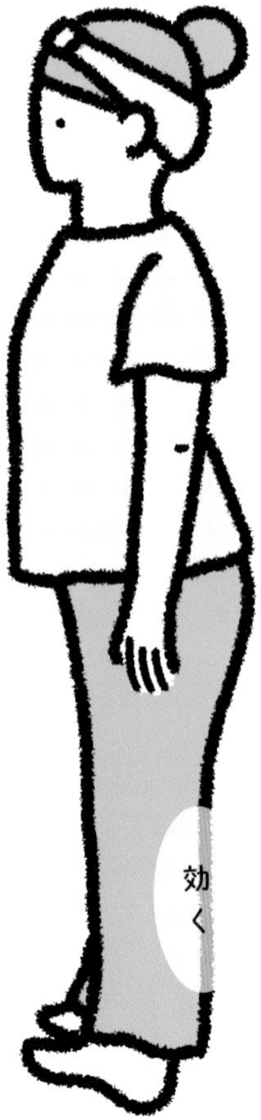

1 まっすぐに立ちます。
つま先上げをして1秒間キープ。

目安
10回×2セット

ポイント

バランスを崩さないように姿勢はまっすぐをキープしましょう。
膝は曲がらないように注意してください。

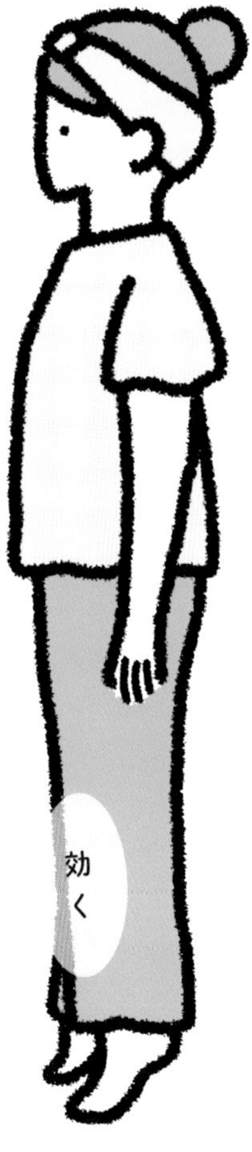

2 かかと上げを1秒間キープ。1と2の動作を繰り返します。

衰えやすい筋肉 No.4

肩周り

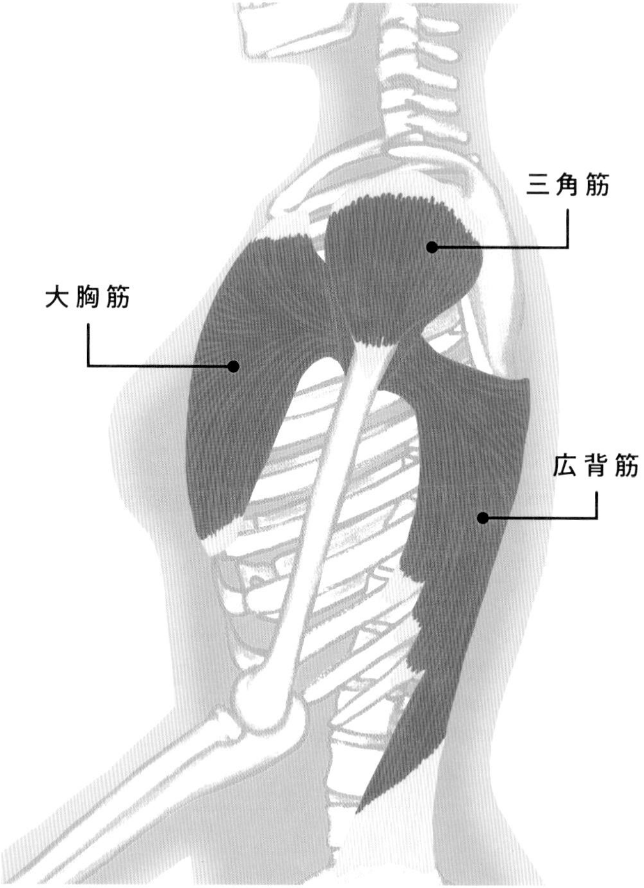

ここが弱ると…

- ×肩関節周囲炎になる
- ×巻き肩になる
- ×猫背になる

機能解剖学的ポイント

肩に起こる症状として四十肩、五十肩と呼ばれる名前がついていますよね。これは肩の炎症が何歳くらいで多く起こるかで判断した一般的な名前です。

正式には「肩《かた》関節《かんせつ》周《しゅう》囲《い》炎《えん》」といいます。スマホやパソコンの影響もあり、腕を上げる行為が減ったことが原因で、年齢を問わず多い症状です。

若い方をみていても、手を挙げる際に肩から挙げずに肘から挙げている方が多いですね。肘が肩になってしまっている状態です。意識しないと肩から手を上げることはないはずです。手を挙げるときは肩から挙げる習慣をつけるとともに、これから行うエクササイズを実践してみましょう。

下記に当てはまる人は即実践しましょう!

- ☐ デスクワークが多い方
- ☐ 猫背の方
- ☐ 肩こりの方

肩の動きが超スムーズになる!

動画は
こちら

ダイアゴナルショルダー

レベル ★★★☆☆

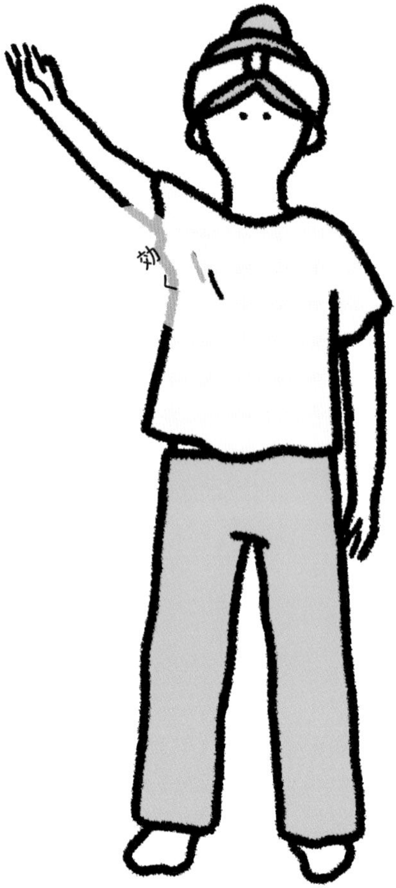

1 手の平を上に向けながら、腕を斜め上に動かします。胸をしっかり張りましょう。

目安
左右10回
×
2セット

ポイント

胸を張り、腕を上げるときに息を吸う、下げるときに息を吐く意識を。
肘は伸ばして行ってください。

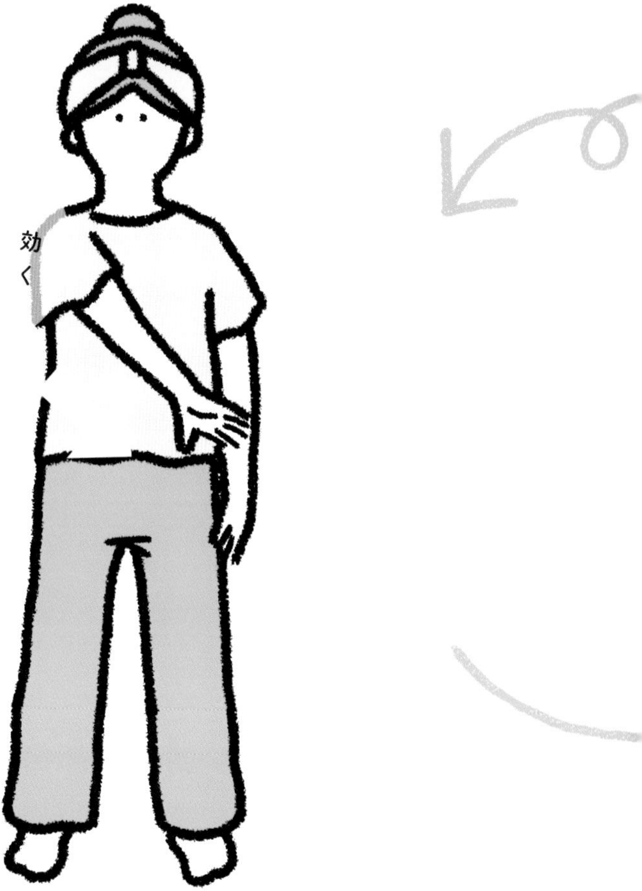

2 次に反対方向、斜め下に動かします。その際は手の平を下に向けましょう。動作を繰り返します。

衰えやすい筋肉 No.5

腕周り

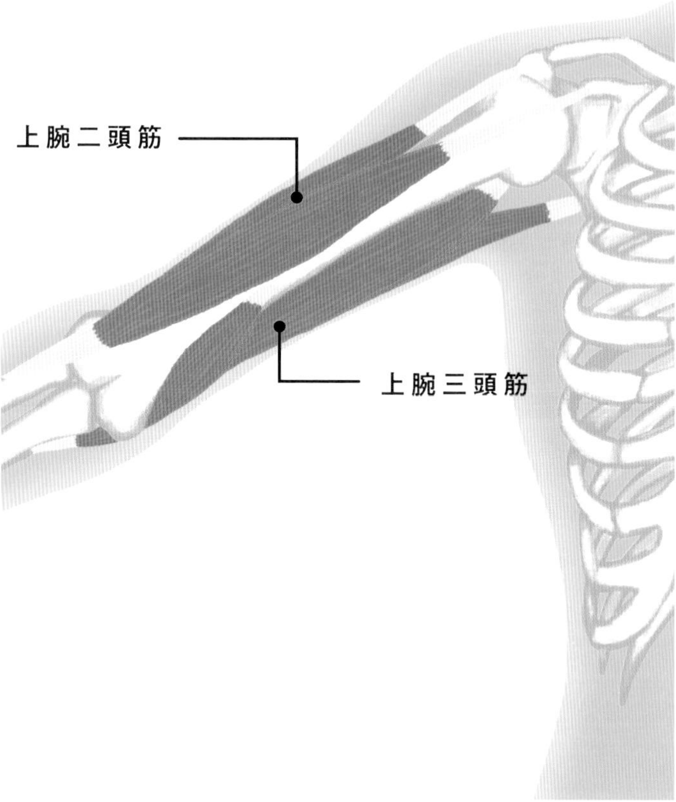

ここが弱ると…

- × 首がこる
- × 肩がこる
- × 腕がたるむ

機能解剖学的ポイント

腕周りの主要な筋肉は「上腕二頭筋《じょうわんにとうきん》」と「上腕三頭筋《じょうわんさんとうきん》」の２つ。上腕二頭筋とは肘を曲げるときに使う筋肉です。「力こぶ」として知られていますね。ここが弱ると両肩が胸より前に出る「巻き肩」という状態になってしまいます。

上腕三頭筋は、表面に振袖と呼ばれる脂肪があります。ここを動かし刺激を加えてあげることで、腕のたるみの防止になります。

次ページで紹介するエクササイズは腕の伸び感が気持ちよく、さらに肩周りの可動域を広げる効果もあります。ぜひ実践してみてください。

下記に当てはまる人は即実践しましょう!

- □ 腕をスッキリさせたい方
- □ 首こり、肩こりを解消させたい方
- □ 運動をよくする方

腕が疲れにくくなる!

アームスイング

レベル ★★☆☆☆

動画は
こちら

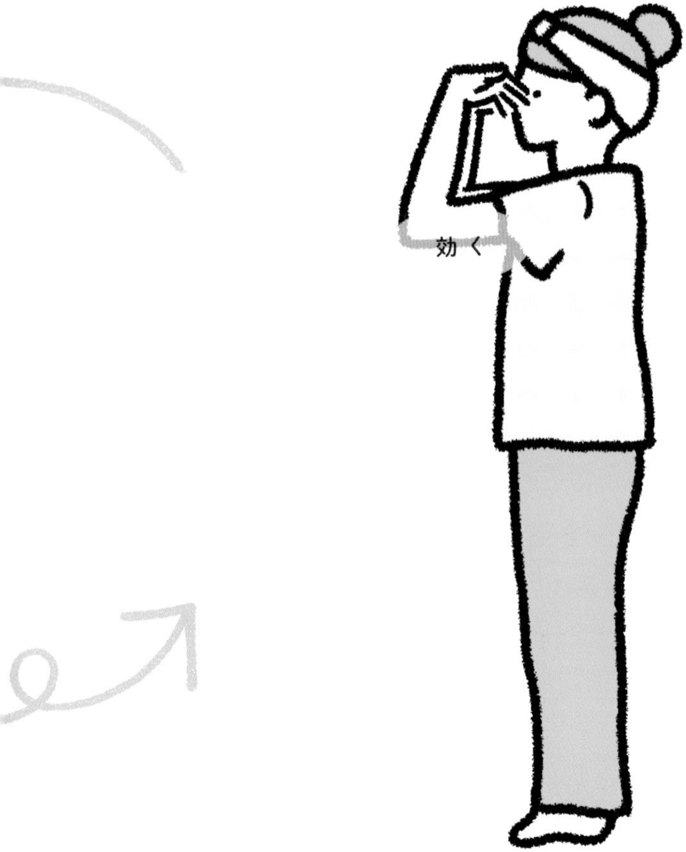

1 気をつけの姿勢から、手の平を上に向けて、腕を前に振り出します。
振り出しながら肘を曲げましょう。

目安
10回
×
2セット

ポイント

腰をそらさないように注意してください。腕を動かす際に、上半身が前後に揺れないようにしましょう。「お腹」を意識すると効果的です。

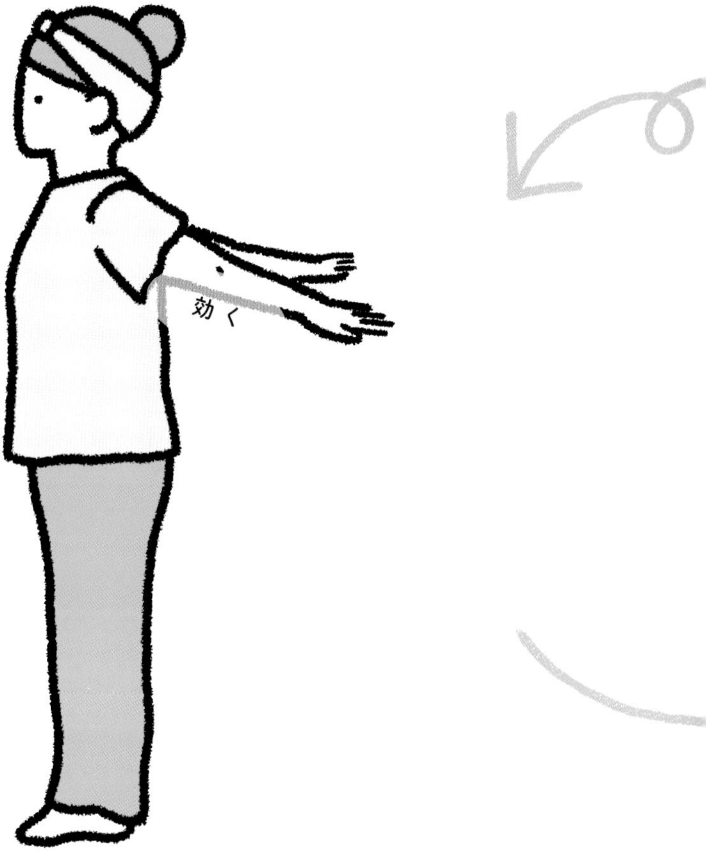

2
腕を後方に動かします。そのとき、手を反転させて手の平は上に向けるようにしましょう。
動作を繰り返します。

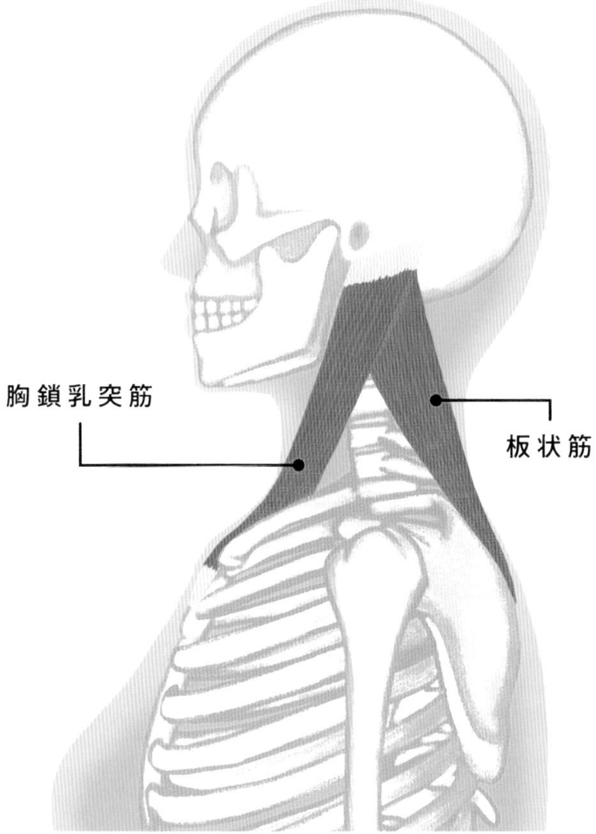

首周り

衰えやすい筋肉 No.6

ここが弱ると…

- × 全身のアンバランスにつながる
- × 肩こりになる
- × 寝違えやすくなる

機能解剖学的ポイント

頭の重さは４～５キロもあると言われています。
それを支えるのが首です。スマホの使いすぎで下を向くことが多くなると、本来緩やかにＳ字にカーブしている首の骨が、まっすぐになってしまいます。それにより神経の通りが悪くなり、痺れが出てくることもあります。ストレートネック、最近ではスマホ首とも言われます。首周りに負担がかかることで筋肉疲労につながり、首こり、肩こりになります。首の不調を緩和するためには首にある「板状筋《ばんじょうきん》」と「胸鎖乳突筋《きょうさにゅうとつきん》」を動かしてあげることが重要です。そうすることで、血行が良くなり首のコリ解消になります。首は体全体のバランスをつかさどっていますので大変重要ですよ。

下記に当てはまる人は即実践しましょう！

- □ 肩こりの方
- □ デスクワークが多い方
- □ 眼精疲労がある方

首こりを解消&予防!

動画は
こちら

ネックストレッチ

レベル ★☆☆☆☆

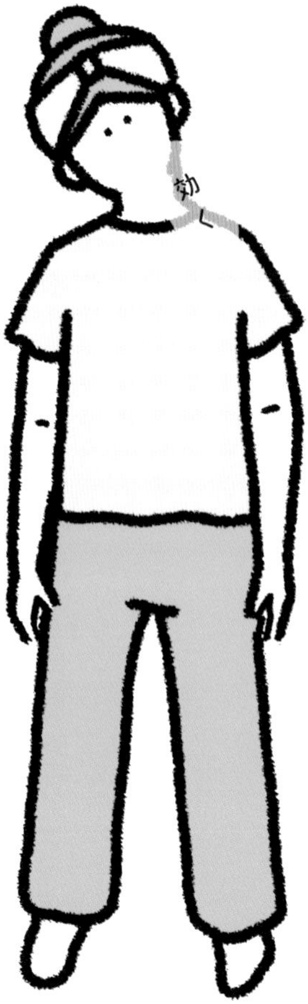

1 まっすぐな姿勢を保ち、ゆっくりと首を横に傾けます。無理をせず気持ちいいところで2秒ほど止めてください。

目安
10回
×
2セット

ポイント

体の力を抜き、肩を下げてリラックスさせた状態で行いましょう。首を痛めないように、ゆっくりと動かし、気持ちいい場所で止めてあげることがポイントです。

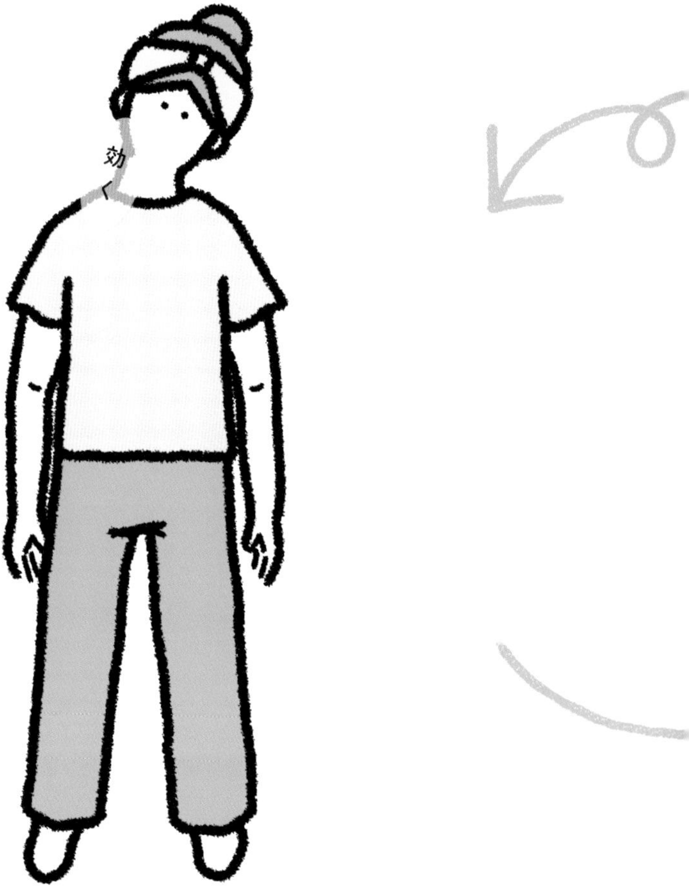

2 逆側にも動かします。動作を繰り返します。

衰えやすい筋肉 No.7

目の周り

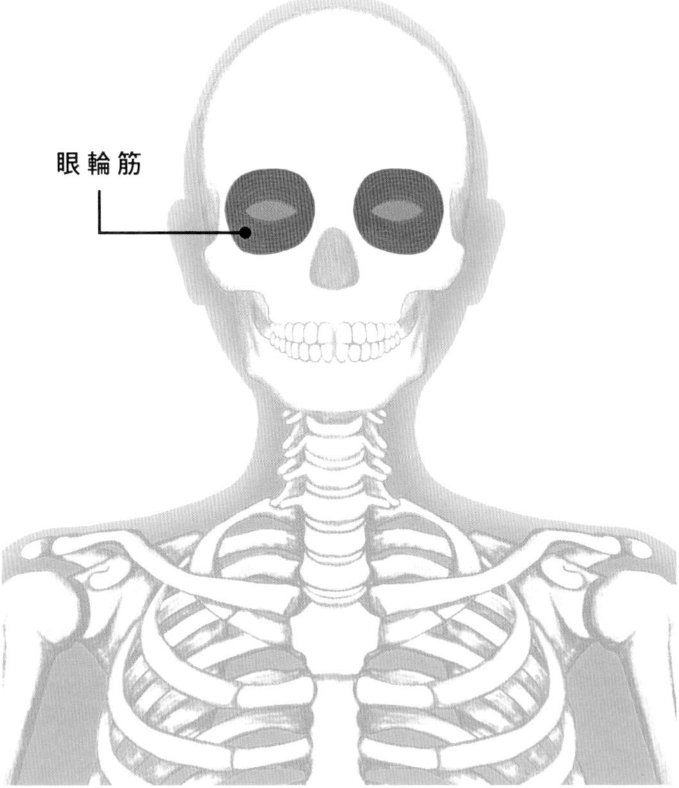

ここが弱ると…

- ピント調節機能が低下する
- 動体視力が低下する
- 目の周りがたるむ

機能解剖学的ポイント

スマホやパソコンで目を酷使している方が大半です。
当然ながら使いすぎていると、だんだんと目は疲れていきます。
疲れがたまると、ピント調節機能が低下したり、動体視力が低下したりします。
目を動かしているのも筋肉であり、主には目の周りにある「眼輪筋《がんりんきん》」が支えています。
眼輪筋は上下のまぶたを引き寄せる役割もあり、目を閉じるために使う筋肉でもあります。
疲れをリセットするためには、この筋肉を動かしてあげることが重要です。目のたるみ解消にもなりますよ。

下記に当てはまる人は即実践しましょう！

- □ 運転をする方
- □ スポーツをよくやる方
- □ 疲れ目の方
- □ 目元の若返りをしたい方

目の疲れをスッキリ解消!

アイムーブメント

動画はこちら

レベル ★★★☆☆

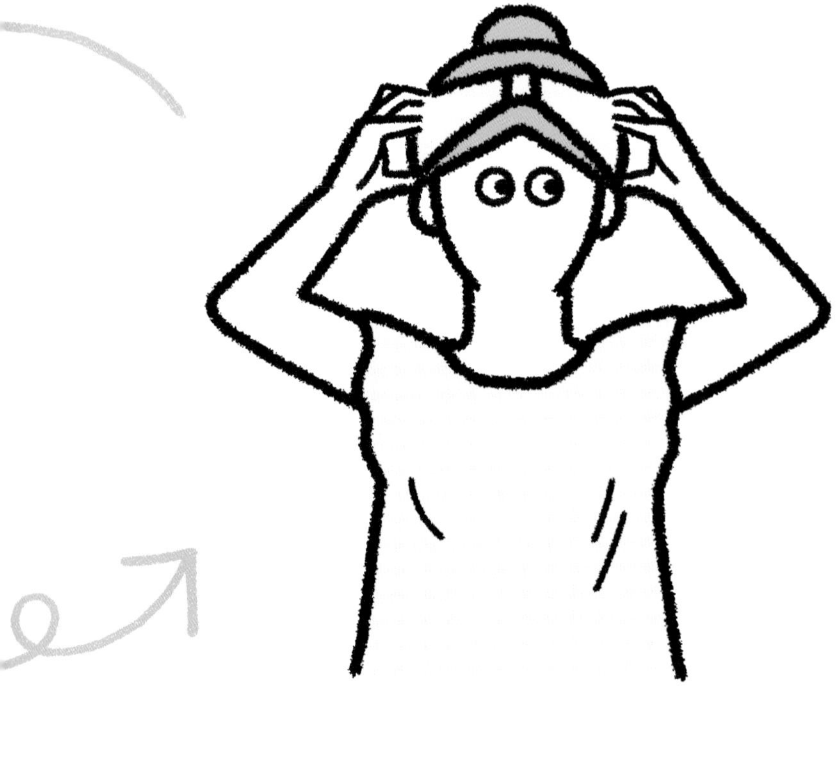

1 頭皮を中央に指で寄せておきます。
両目を一方向にゆっくり動かします。

目安
10回
×
2セット

ポイント
首が動かないよう、手でしっかり頭を押さえましょう。
目が乾かないように必要に応じて瞬きしてください。

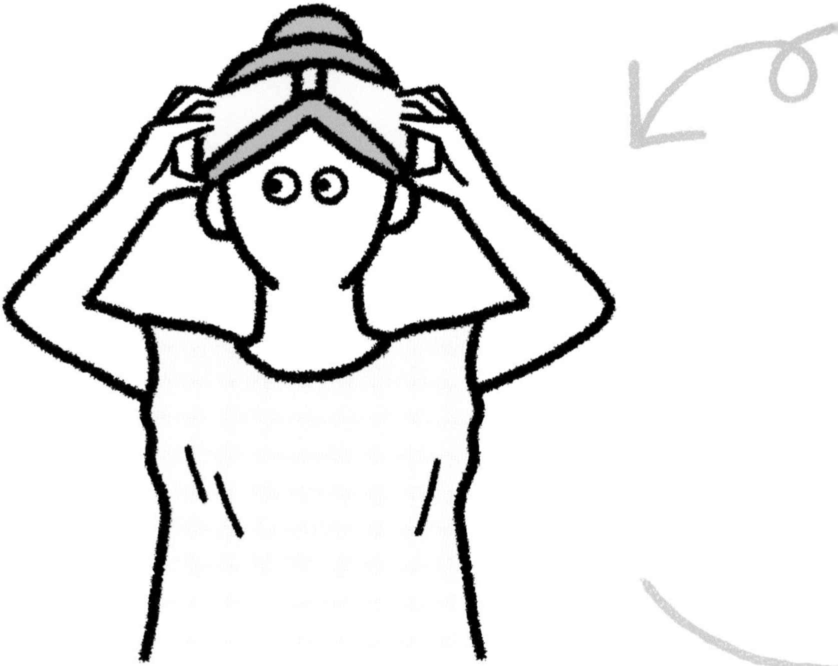

2
逆方向にもゆっくり動かします。動作を繰り返します。
10回したあとは、最後にギューッと目を閉じ、
パッと開けます。

衰えやすい筋肉 No.8

腰周り

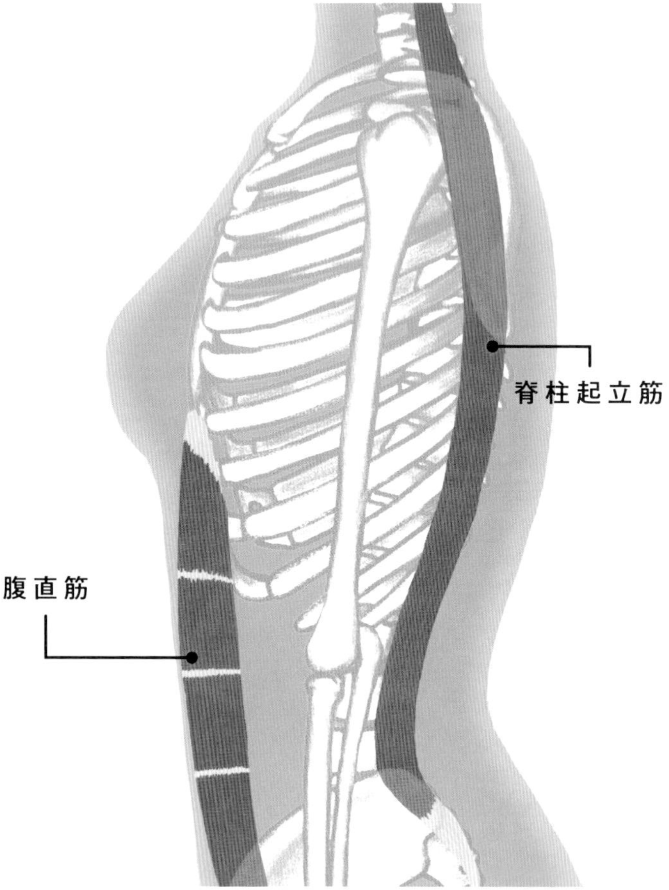

ここが弱ると…

× 姿勢が悪くなる
× 尿もれしやすくなる
× ぽっこりお腹になる

機能解剖学的ポイント

よく言われる間違いですが、骨盤は閉じたり、開いたりしません。

骨だから、本来は動かないのです。

骨盤の歪みは、実際には出産時に起こりうることが大半で、普通に生活していて骨盤が歪むことは中々ありません。

それでも骨盤のバランスが悪いと感じる原因は、周辺の筋肉が弱っているか、普段の立ち方の問題です。

腰周りの筋肉を活性化することで、骨盤を本来の位置に戻し、バランスを整えてあげます。

骨盤周辺が不調になると、姿勢が悪くなるだけではなく、尿もれを起こしやすくなったり、ぽっこりお腹になりやすくなるなどのデメリットもありますので、早期解決しましょう。

下記に当てはまる人は即実践しましょう！

- □ デスクワークの方
- □ 下腹部が気になる方
- □ 腸の働きを活性化したい方

骨盤のバランスを整える!

動画は
こちら

ペルビックティルト

レベル ★★★★☆

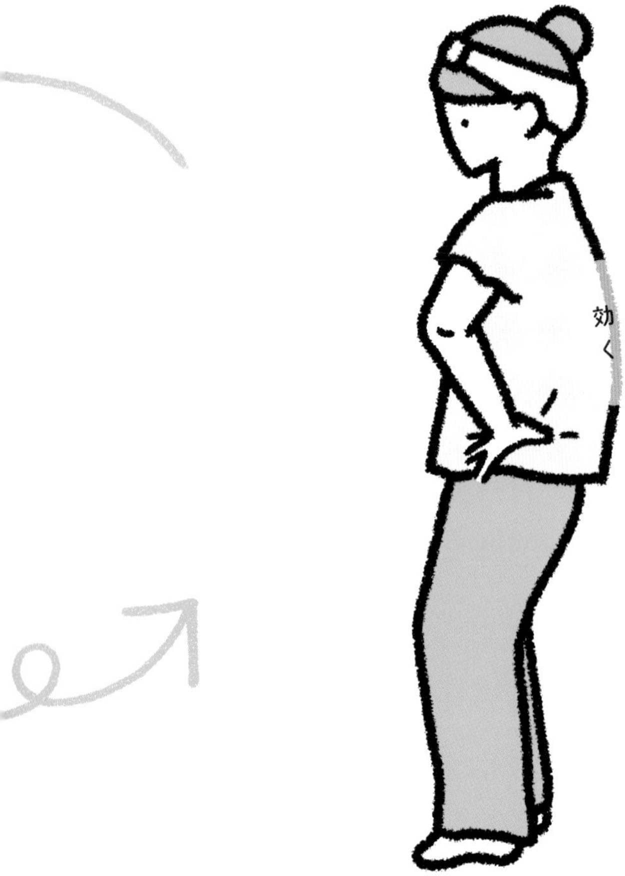

1 両手を腰に当てておきます。
骨盤を後ろに傾けます。背中を丸めながらお尻をしめるイメージです。

目安
10回
×
2セット

ポイント

1のときに息を吐く、2のときに息を吸うようにしましょう。

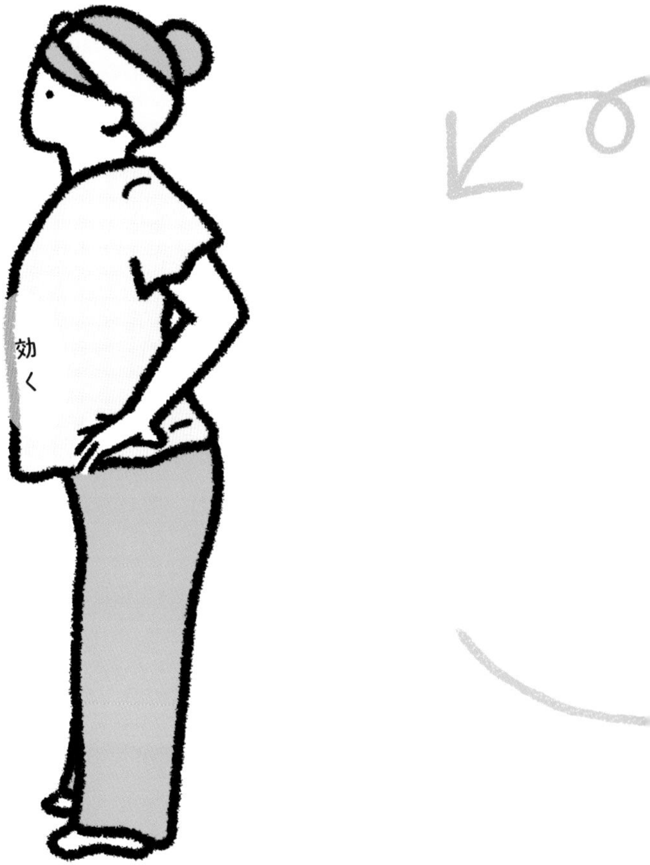

2 胸を張り、骨盤を前に傾けながら腰をそらせます。
動作を繰り返します。

背中

衰えやすい筋肉 No.9

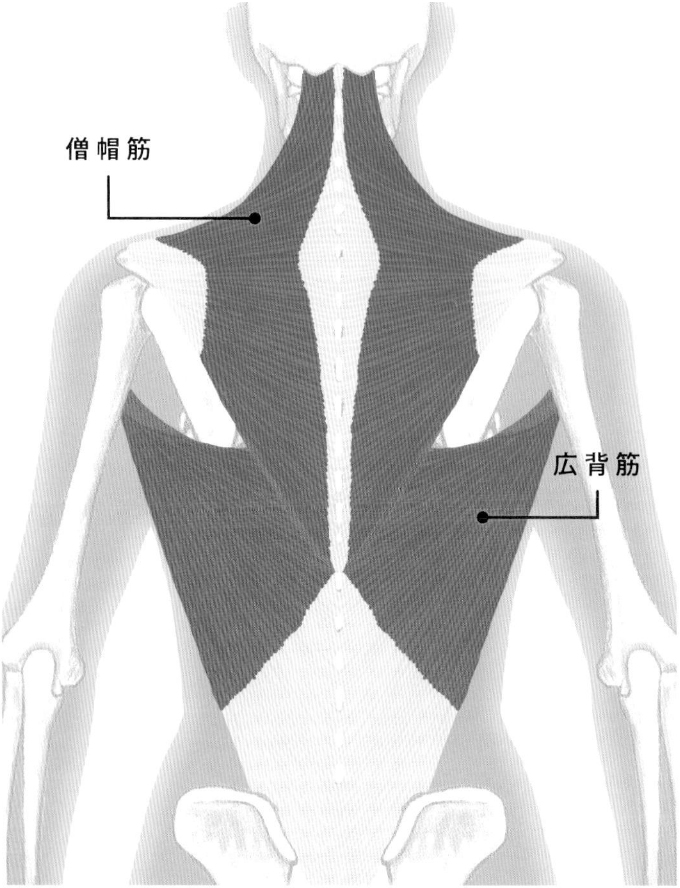

ここが弱ると…

- × 猫背になる
- × 呼吸が浅くなる
- × 体が捻りにくくなる

機能解剖学的ポイント

人間は背中がこりやすい生き物です。

なぜなら、パソコン操作など、前傾姿勢の作業が圧倒的に多いからです。

特に「広背筋《こうはいきん》」、「僧帽筋《そうぼうきん》」の２つの筋肉がこりやすくなっています。

広背筋を動かさないでおくと、腕が上がりにくくなります。

僧帽筋は、肩甲骨と背骨をくっつけている筋肉で、そこが弱ると、どんどん猫背が強くなります。

それらを動かしてあげることで、筋肉を活性化させ、血液循環がよくなるため、コリが解消されていきます。気づかないうちにこりかたまっている部分に、刺激を与えてあげましょう。

下記に当てはまる人は即実践しましょう！

- □ 背中がこりやすい方
- □ 猫背を改善したい方
- □ 腹筋する際に上体を起こせない方

動画は
こちら

背中の血行を劇的に促進!

バックストレッチ

レベル ★★☆☆☆

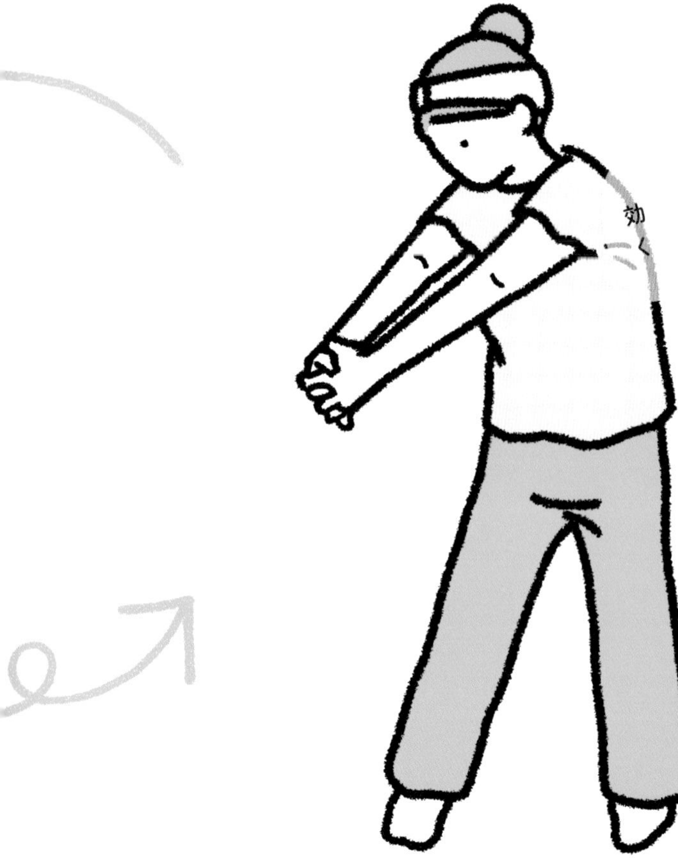

1 ボールを抱え込むように両手を組み、ゆっくりと斜め下方向に背中を丸めていきます。膝は軽く曲げてください。

目安
10回
×
2セット

ポイント

骨盤は後傾を意識してください。
背中を丸めるときは息を吐きながら行なってください。

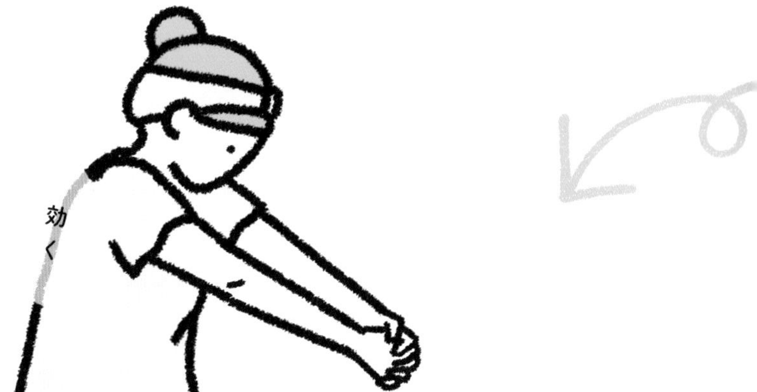

2 逆側に腕を伸ばして背中を丸めていきます。交互に繰り返します。

お尻

衰えやすい筋肉 No. 10

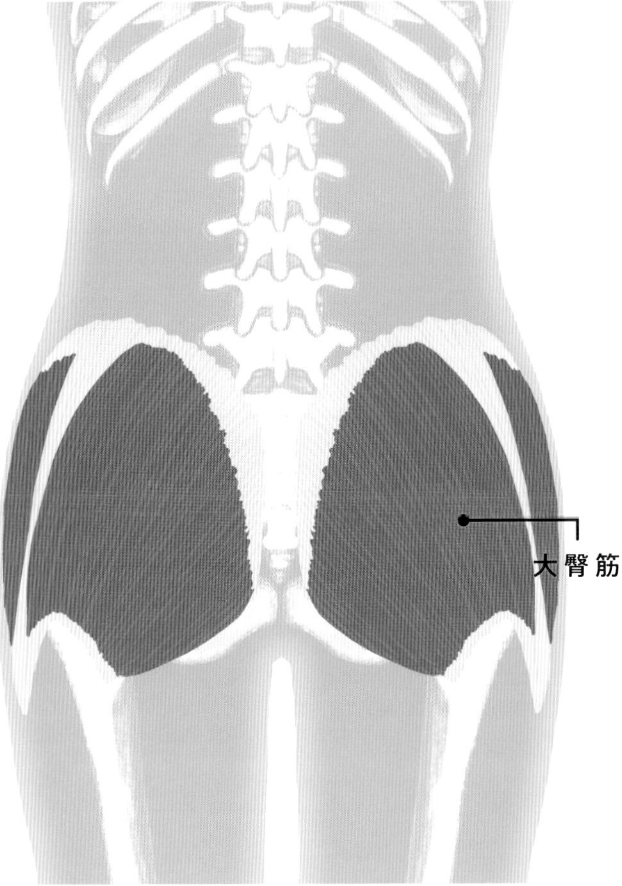

ここが弱ると…

- × お尻が垂れる
- × 体のバランスが悪くなる
- × 坐骨神経痛になりやすくなる

機能解剖学的ポイント

お尻にある大きな筋肉を「大臀筋《だいでんきん》」と言います。

デスクワークで座りっぱなしの方は疲れが溜まりやすい部位です。

また、アスリートが大変に重視する筋肉でもあります。

トレーナーの世界には「お尻を制するものは世界を制する」とも言われており、体の左右バランスを支え、走るときに超重要な筋肉なのです。

次のページで紹介する運動は、お尻の疲れを取ったり、お尻を引き締めたり、脚を素早く上げやすくしたりするためのストレッチです。疲れが溜まっている方から、スポーツをする方、ヒップアップをしたい方までお尻の筋肉を活性化させてあげましょう。

下記に当てはまる人は即実践しましょう!

- ☐ ヒップアップしたい方
- ☐ スポーツをよくする方
- ☐ 体のバランスの悪い方
- ☐ 坐骨神経痛の症状を抑えたい方

動画は
こちら

お尻の疲れをとる!

ニーハグ

レベル ★★★★☆

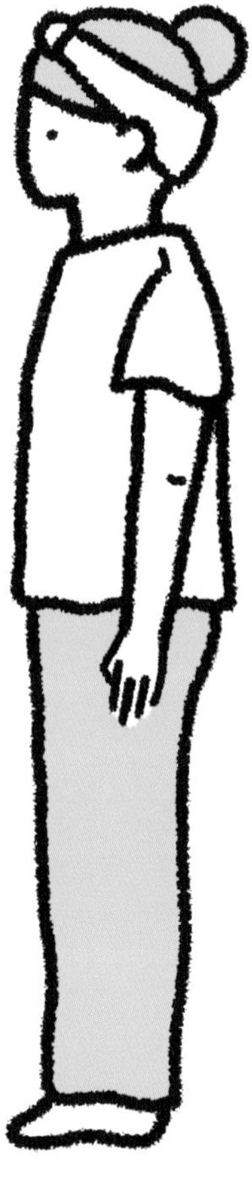

1 まっすぐに立ちます。足を肩幅に開きましょう。

目安

左右10回×2セット

ポイント

軸足の膝はしっかり伸ばします。抱えている膝は胸に引きつけるイメージです。

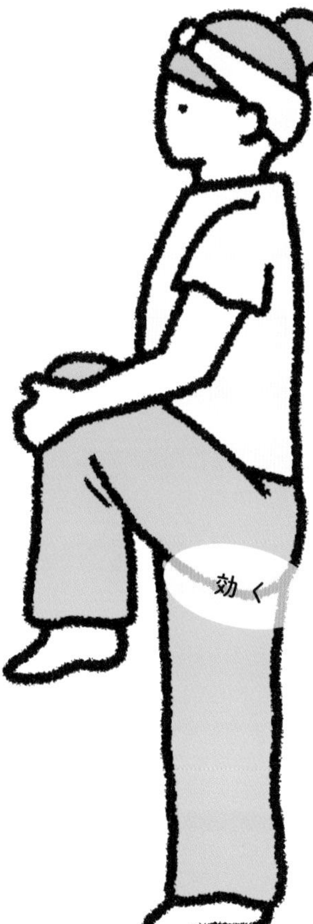

2 片脚の膝を抱えていきます。伸びたところで2秒キープ。逆の脚も行います。この動作を繰り返します。

第 3 章

体の不調を治す！
症状別エクササイズ

この章では、症状別の運動を
ご紹介していきます。
寝つきが悪い、O脚が気になる、
ぽっこりお腹が気になる…といったことまで、
特にお客様から質問の多いお悩みを
厳選して9つお届けします。
まずはなぜその症状が起こってしまうのか、
主な原因を把握していただき
運動を実践してみてください。
より理解が深まり、運動の効果も
上がってきますよ。

お悩み別 No.1

寝つきが悪い

働きすぎ、ストレス過多が主な原因

寝つきの悪さは、寝る前に「リラックスできていない」状態から起こることがほとんどです。

睡眠と深く関わっているのが「自律神経」です。体が強張っているときや緊張しているときに優位になる「交感神経」と、リラックスしているときに優位になる「副交感神経」があります。

働きすぎで、疲労やストレスがたまると交感神経が優位になります。

そのまま対策もしなければ交感神経が優位なままで、体がリラックスした状態になれず寝つきが悪くなります。

副交感神経を優位にし、スムーズに眠りに入れるようにする方法として、ストレッチがおすすめです。ゆっくりと心地いいと感じる程度に行ってみてください。体の強張りもとれていきますよ。

解決策

1

副交感神経を優位にする

日々の仕事やストレスなどで交感神経が優位になりがちです。寝る前にベッドや布団の上でゆっくりとストレッチを行ってみてください。
次ページで紹介するストレッチは、リラックス効果もありつつ体の強張りもとってくれる、寝つきが悪いときにうってつけの動きです。
無理せずゆっくり気軽に実践してみてください。

2

寝る前スマホはやめる

普段の生活習慣として、スマホやパソコンなどは寝る30分前からは触らないなどして、光を極力遮断するようにしましょう。目が冴えて、寝つきが悪くなる原因になります。また、寝る1時間ほど前に適温で入浴し、リラックスした状態で床に就くように心がけましょう。

寝つきをよくする!

トランクローテーション

レベル ★★☆☆☆

動画は
こちら

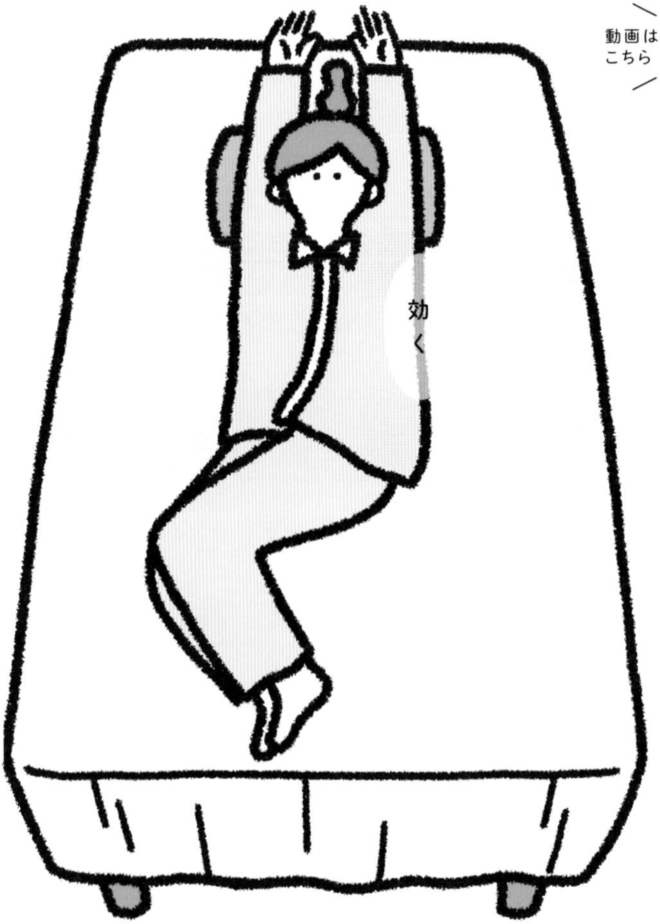

1 仰向けに寝て、両腕を上げて両膝は立てておきます。両膝をそろえたまま横にゆっくり倒しましょう。倒したところで2秒ほどキープ。

目安

10回
×
1セット

ポイント

倒すときはゆっくりと息を吸いながら行いましょう。顔の方向を倒した膝と反対方向に向けるとより効きます。
腰をそらさず、両肩を出来る限り浮かさないように注意してください。

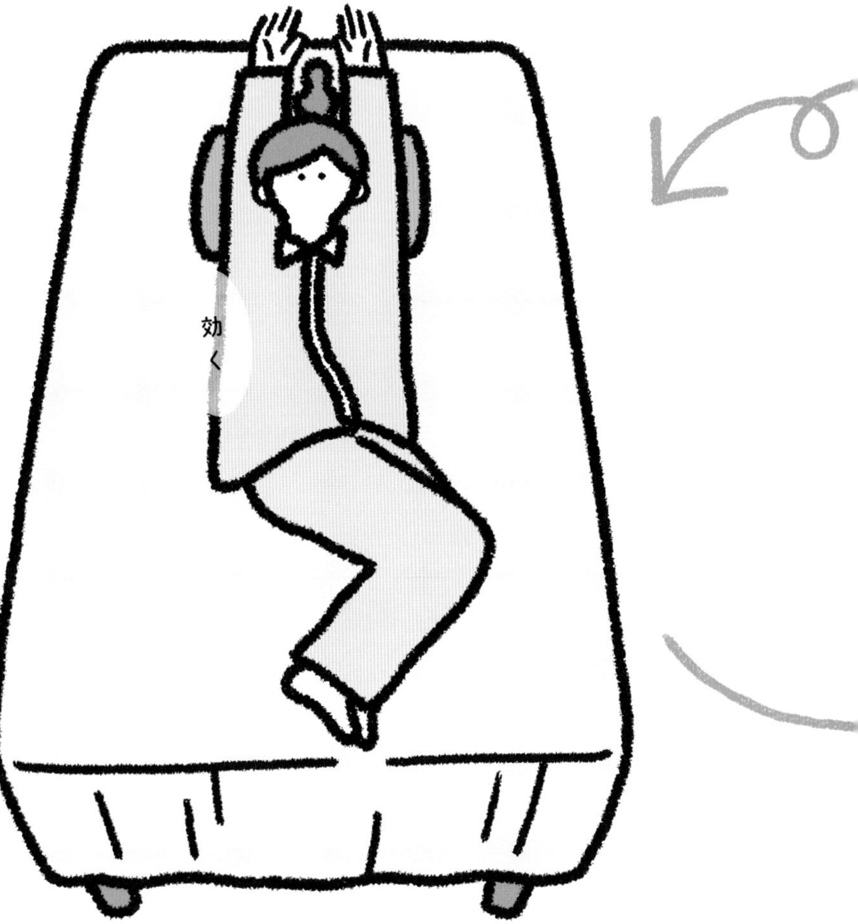

2 反対側にも倒します。
この動作を繰り返します。

お悩み別 No.2

冷え性がつらい

運動不足が一番の原因

冷え性は、血液の流れが悪くなり体の隅々まで温かい血液が流れずに血管が収縮し、手足などが冷えてしまう状態のことです。
季節関係なく夏でも症状が出ます。女性で約８割、男性で４割以上の方が冷え性だといわれています。
様々な原因がありますが、大きな原因の１つは、運動不足です。運動する機会が減ると、体の代謝が上がらず血液循環が悪い状態が続きます。
女性の場合は、男性よりも筋肉量が少ないので熱を作りにくく冷えやすい体質だと言えます。
また、食事にも原因があります。冷たい飲み物食べ物や甘い物などを食べすぎたり、ビタミンやミネラルが不足したバランスの偏った食事していると体を冷やしてしまいます。

解決策

1

血行をよくする全身運動を行う

体を動かして、血流をよくすることが冷え性改善の近道です。次ページで紹介する「ダウンドッグ」という運動を行ってみましょう。末端の血液を心臓に戻す筋ポンプ作用を持つ「ふくらはぎ」を活性化させるとともに、全身の血流アップ、もも裏の柔軟性アップにもつながります。

2

冷たすぎる食事を避ける

日常の習慣としては冷たいメニューはできるだけ避けましょう。自動販売機のキンキンに冷えた飲み物、コンビニスイーツをよく食べる方は要注意です。根菜類や生姜は体を温めるおすすめ食材ですが、何事もバランスよくが大事です。摂取のしすぎには注意してくださいね。

冷え性を改善する!

ダウンドッグ

レベル ★★★★★

動画は
こちら

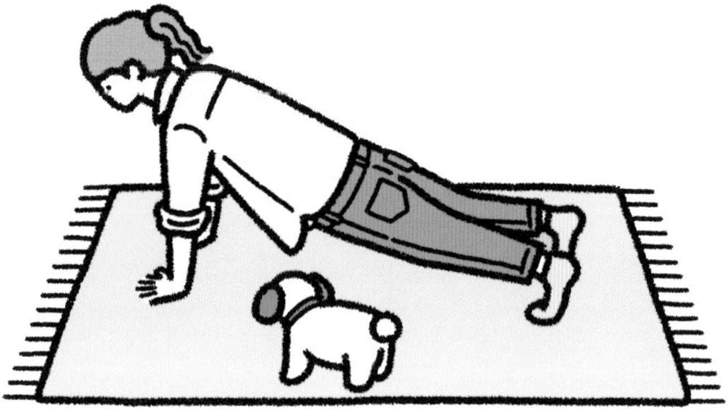

1 両手を床について、腕立て伏せの体勢をつくります。脚は肩幅より広く開けておきましょう。

目安

10回
×
2セット

ポイント

お尻は出来る限り高く持ち上げましょう。両足のかかとは床に近づける意識を。キツい方は四つん這いからスタートしてください。

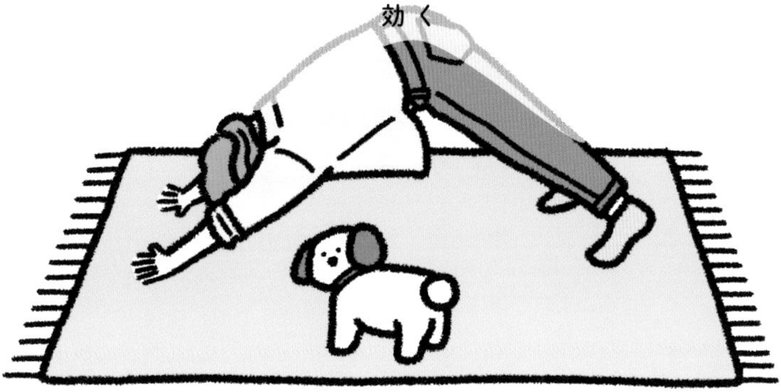

2 お尻をグーッと高く持ち上げていき、2秒キープします。ゆっくり元に戻り、動作を繰り返します。

お悩み別 No. 3

猫背を治したい

現代人の大多数は猫背

現代病でもあり、今ではシャキっとしている人を探すほうが難しいのではないでしょうか。

デスクワーク、スマホを多用する現代では、背中をかがめたり、視線を下に向けたりすることが多いので当然です。

猫背の最大の原因は、体の前後の筋肉バランスが崩れていることです。そこで、ストレッチで体のバランスをよくしてあげることが大事です。

猫背が改善されると姿勢が良く見えるだけではありません。

胸を張るのでいつも以上に体内に酸素が入ってくるようになり、酸素摂取量が増え、脳にも新鮮な酸素が行き渡ります。

鬱々とした気持ちも前向きになりやすいでしょう。

解決策

1

胸を広げる姿勢改善運動を行う

猫背の方は「胸を張る」という行動を1日に一回もしないという方も多いはずです。次ページの運動は簡単にできる猫背改善運動です。普段意識しない、胸を張る動作をするだけでも段違いです。続けるうちに、無意識に見た目がよくなっていきますよ。

2

パソコン、スマホの使用時に工夫する

いつも猫背のことを意識して背中をピンと張るのはおすすめしません。間違った姿勢で覚えるリスクもありますし、そこまで意識を続けるのはほぼ不可能だからです。上記の運動に加えて、パソコンやスマホの使用時だけでも、目線を正面に向けて見る、適度に休憩しながら作業するなど、意識的に工夫してみてください。

猫背を改善する!

Tストレッチ

レベル ★★★★☆

動画はこちら

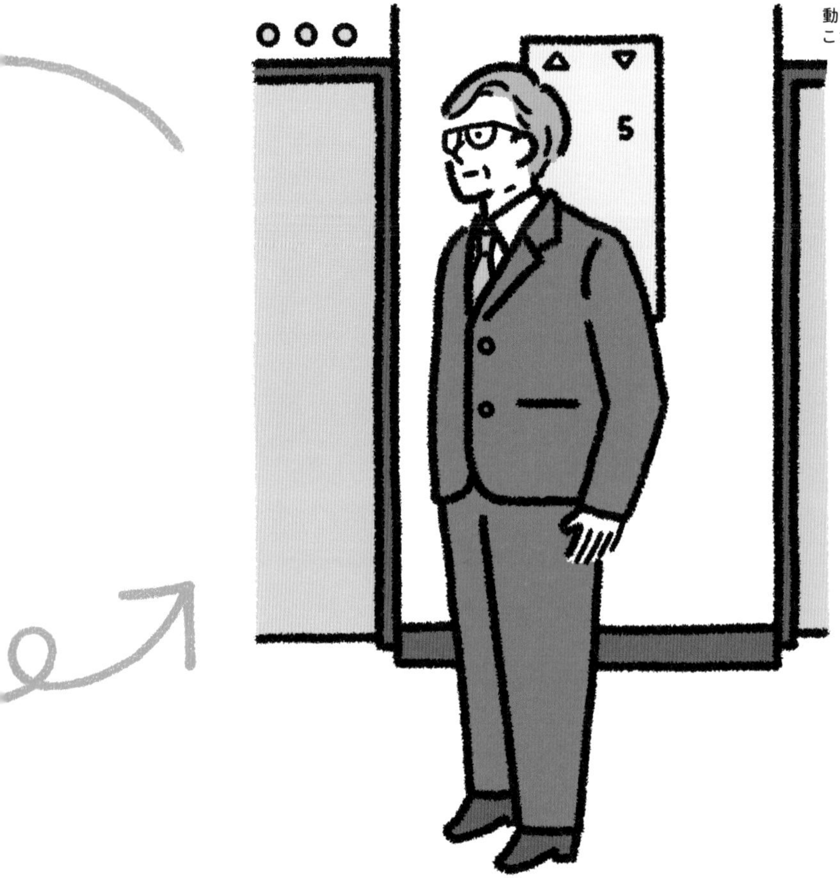

1 まっすぐ立ちます。顔は正面に向けましょう。

目安

10回
×
2セット

ポイント

息を吸いながらTの文字を作っていきましょう。腰を反らせるのではなく、胸を張るイメージです。左右の腕は水平に。

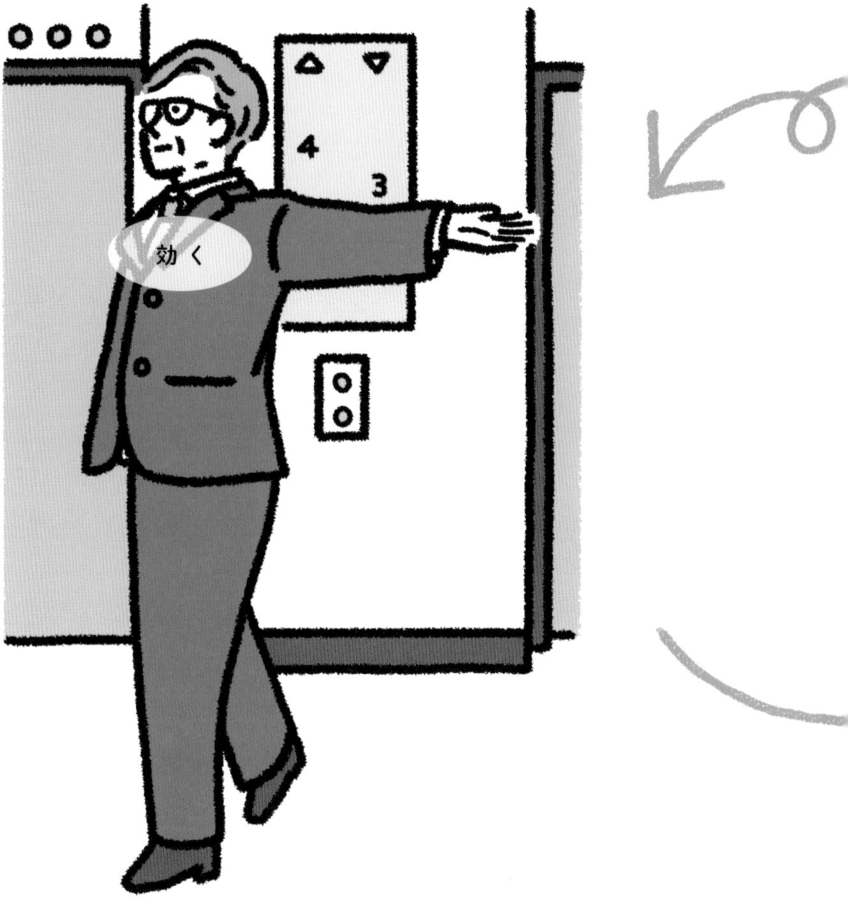

2 足を一歩前に出しながら両腕を大きく開き胸を張ります。手のひらは上を向けましょう。
2秒ほどキープします。この動作を繰り返します。

お悩み別 No.4

O脚を治したい

膝痛に発展する前に対処を

O脚は言い換えれば「ガニ股」のことです。

見た目が悪いだけでなく、むくみやすい、冷えやすいという状態にもなります。ひどい人では、「変形性膝関節症」という膝痛にも発展しますので、早めの対処が必要です。

「よく脚をくむ」「運動不足」といった方は、気をつけましょう。

なぜなら、それらの行動のせいで、脚の外側、内側の筋肉が弱くなっていきO脚が進行していくからです。

使っていない筋肉を動かしてあげることが先決です。

これから行う運動は、脚の内側の筋肉、外側の筋肉、両方を刺激し活性化させ、バランスを整えてくれますよ。

解決策

1

脚の外側・内側バランスを整える

O脚の方は、脚の外側、内側の筋肉バランスが偏ってしまっている状態です。これは次ページのエクササイズで改善することが可能です。
長年凝り固まっているはずですので、無理なく、徐々に体をならしてあげましょう。鏡を見ながら行うことを推奨します。

2

「脚をくむ」などの習慣をなくす

「脚をくむ」習慣は脚のバランスを偏らせる原因になります。
また、間違った靴を履くことによってO脚を進行させることもあります。足に合っていない窮屈な靴を履いていると、外反母趾を発症しやすくなり、O脚のリスクも高まるというわけです。

O脚を改善する!

レッグスイング(左右)

レベル ★★★★☆

動画は
こちら

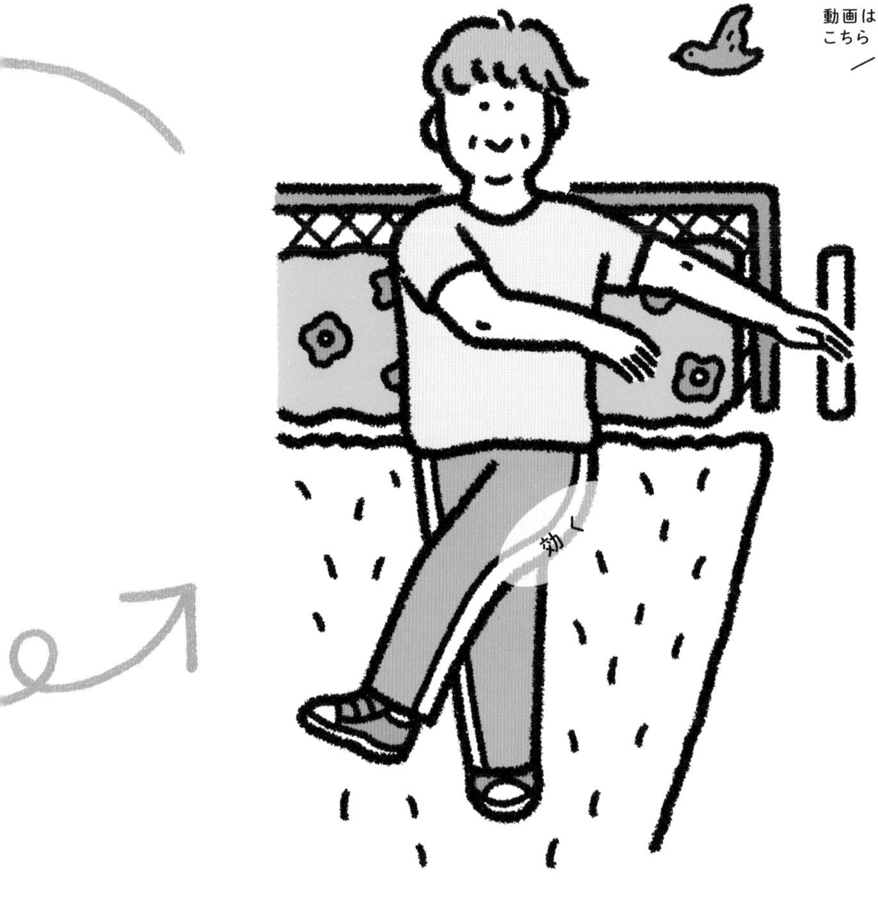

1 片脚立ちになります。
脚をゆっくり内側(真横)に振ります。両腕は脚と逆方向に振ると動きやすいです。

目安

**左右10回
×
2セット**

ポイント

左右均等に行いましょう。片方ばかりやると逆効果になる可能性もあります。体をまっすぐにした状態で実践してください。

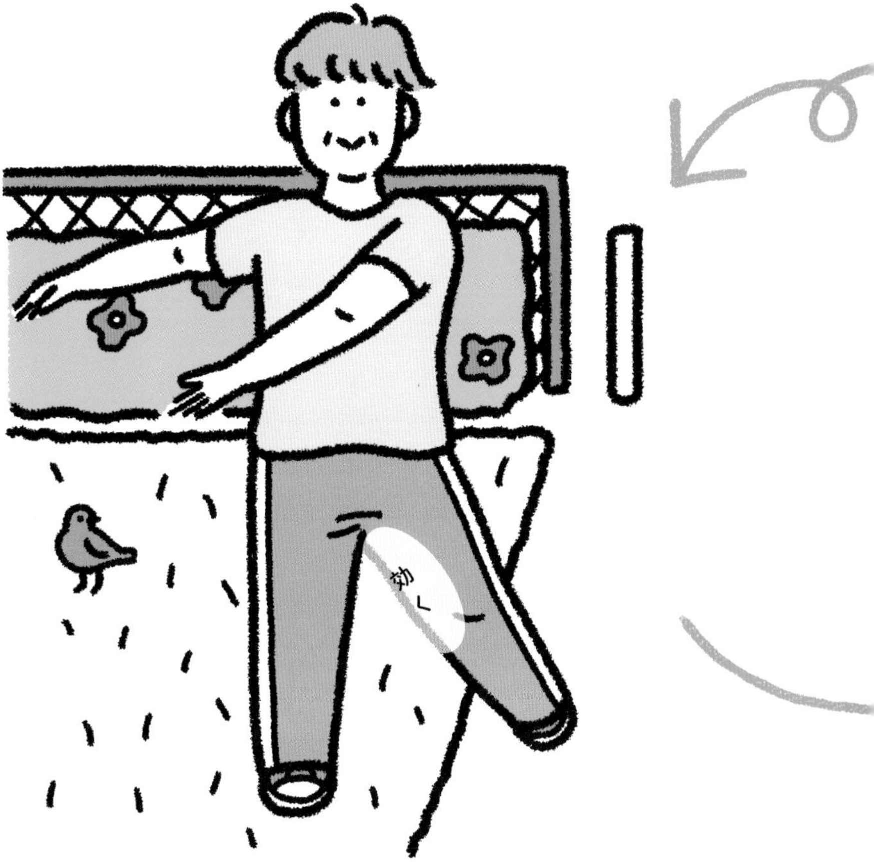

2 外側（真横）にも振ります。この動作を往復で1～2秒ほどでリズミカルに繰り返します。

お悩み別 No.5

X脚を治したい

X脚を助長する様々な要因

X脚はいわゆる「内股」の状態のことで、女性に多い症状です。原因は主に座っているとき、歩いているときの姿勢が悪いことや、間違った運動による筋力のアンバランスです。

また過去に太った経験があると、膝が内側にロックされたまま治らない場合があります。

股関節を使う運動が特に大切です。X脚の方は股関節が内旋しているため、太ももの内側が凝り固まっている傾向にあります。ももの内側にある「内転筋」、そしてお尻にある「大臀筋」を鍛えながらストレッチしてあげることが効果的です。

骨盤の歪みが改善され、美脚効果もありますよ。

解決策

1

股関節の筋肉を活性化させる

X脚の原因の一つは、股関節の筋肉の弱さにあります。次ページで行う「シコストレッチ」は、シコを踏むような動作をとります。筋肉をストレッチしながら強化する効果もありますので、X脚改善に大変有効です。

2

「脚をくむ」「歩きづらい靴」はやめる

気をつけることはO脚と同様です。脚をくんだり、歩きづらい靴は履かないように注意しましょう。女性は高いヒールを履きすぎないようにしておきましょう。普段から意識してみてください。

X脚を改善する！

シコストレッチ

レベル ★★★★★

動画は
こちら

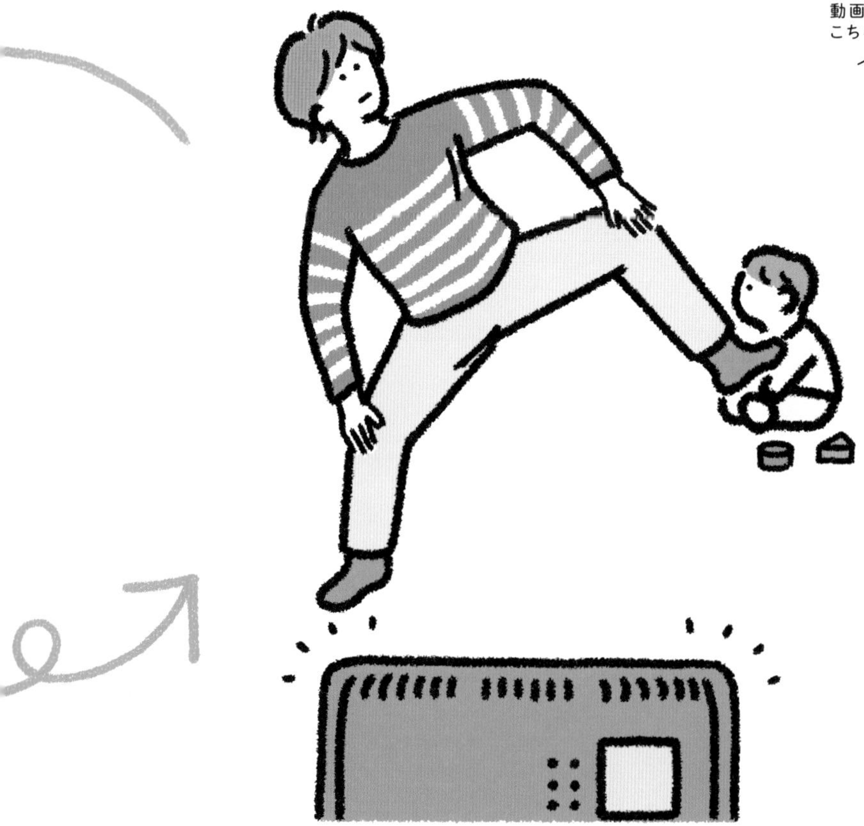

1 大きく足を開いて立ちます。
片足に体重を乗せて、反対側の脚を持ち上げます。

目安
10回
×
2セット

ポイント

背筋はまっすぐに伸ばしましょう。つま先と膝を同じ方向に四十五度くらい開いておきましょう。無理をせず、出来る範囲で行ってください。

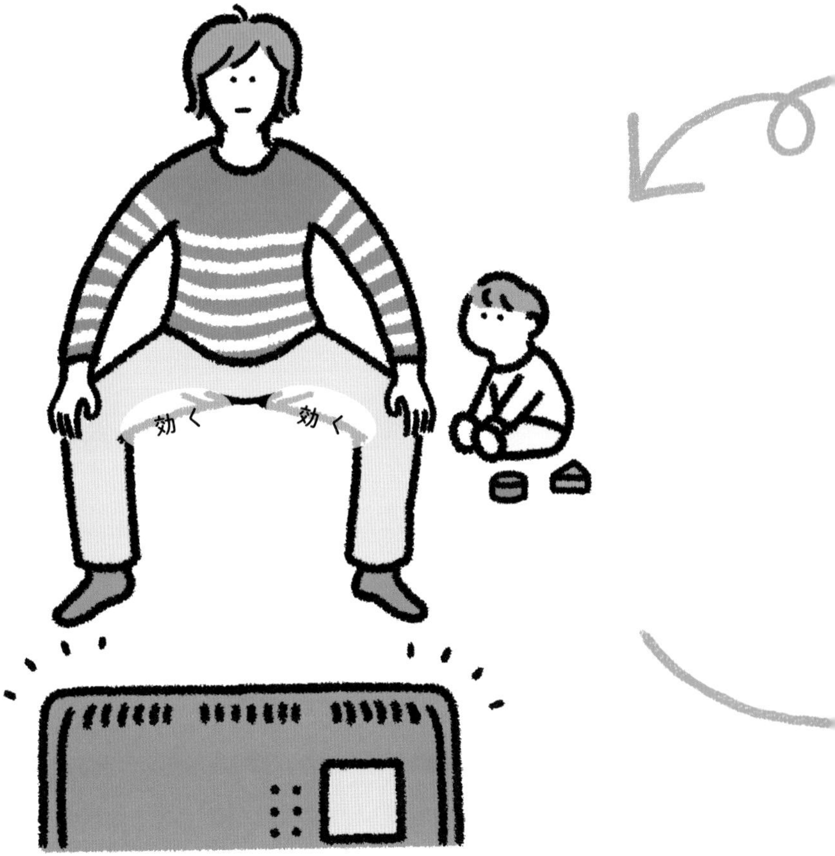

2 元の位置に戻ったら大きく足を開いてしゃがみましょう。
内ももが伸びているのを感じればOKです。反対側の脚でも行います。
動作を繰り返します。

お悩み別 No.6

膝に不調が出やすい

膝が痛いときにやってはいけないこと

膝の不調の原因はスポーツなどによる過度な負荷からも起こりますが、運動不足から引き起こることも多くあります。

運動不足により、膝周りにある「大腿四頭筋」や「ハムストリングス」が衰えてしまうと、膝の方に大きな負担がかかるようになり、痛みが生じてきます。

そこで間違いがちなのは、膝の周辺の筋肉を鍛えるためにいきなり激しい筋トレやランニングをしてしまうことです。逆効果となりますので、軽度のエクササイズを行い徐々に膝の痛みを取り除いてあげましょう。

膝の不調と言っても、大小様々あります。

もちろん既に痛みが強い場合は専門の医師に相談することも大事ですよ。

解決策

1

軽度な負荷のスクワットを行う

膝の不調のときに、ジムのレッグエクステンションなどで太ももを鍛える人がいますが、やってはいけません。膝に対してずれる力が働きます。次のページで行う簡単スクワットは、負荷が軽くとても安全な運動です。膝の位置を認識しやすく、正しい使い方が体に記憶されるので、歩いたり走るときにも安全に膝を使えるようになりますよ。

2

座りすぎをやめる

デスクワークの人は、長時間座り続けていることが多いです。長時間同じ姿勢で膝周りの筋肉が固定されてしまうので、凝り固まり膝痛を助長してしまいます。意識的に時間を見つけて、立ち上がるようにする習慣を持ってくださいね。できれば隙間時間に次ページの運動を行ってみてください。

膝の不調を改善する!

ニータッチスクワット

レベル ★★★★☆

動画は
こちら

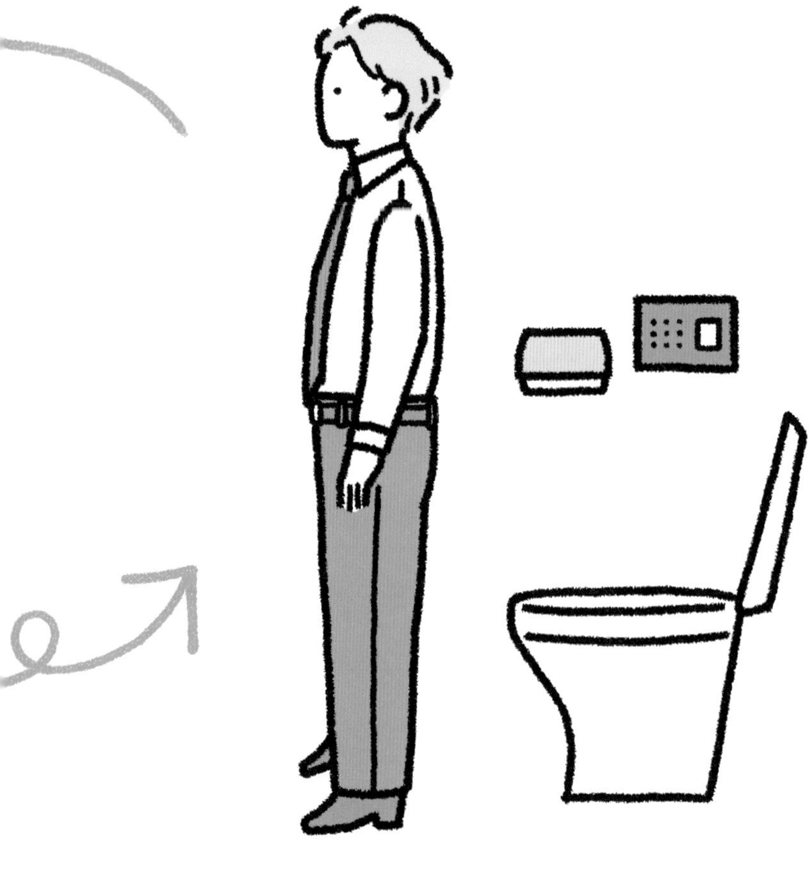

1 脚を肩幅に開き、まっすぐに立ちます。

目安

10回
×
2セット

ポイント

膝とつま先の方向を揃えてください。
膝がつま先より前に出すぎないように気をつけましょう。お尻は後ろにしっかり引きます。

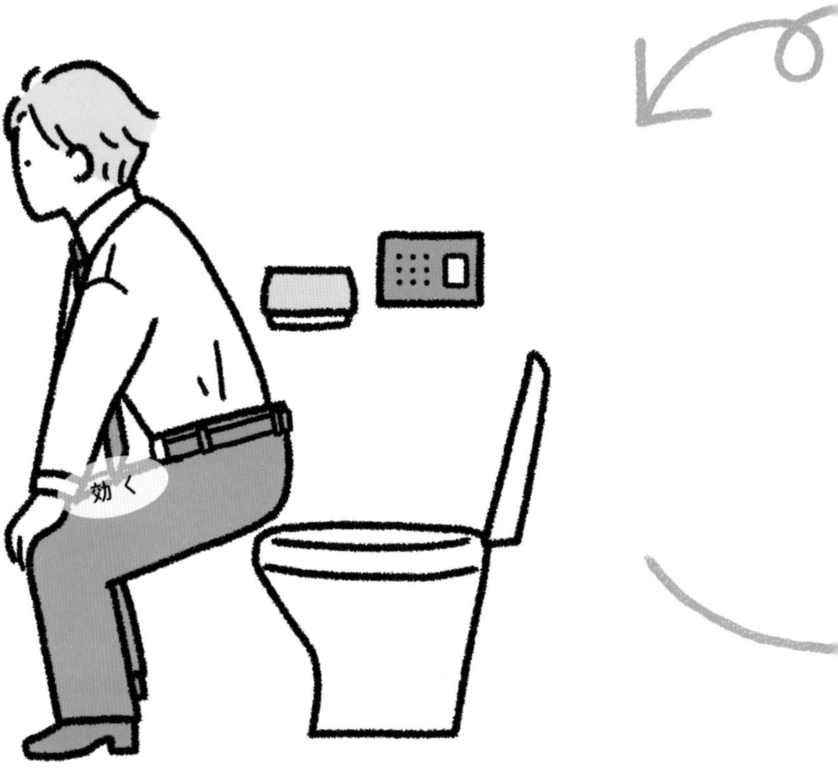

2 両手を膝に置きながらゆっくりとしゃがみます。2秒ほどキープ。このとき、つま先と膝の方向が一致するように行います。動作を繰り返します。

お悩み別 No.7

朝スッキリ起きたい

起き抜けは体がガッチガチに

起きたときは体は硬くスッキリとしない状態です。新鮮な酸素を取り込み、全身のコリや重たさをとる必要がありますね。

ただ、起きた後になかなかベッドから立ち上がれない、スッキリするまでとても時間がかかる方は、「睡眠不足」が大きな原因かもしれません。

個人差はありますが、7時間以上の睡眠が重要です。1・5の倍数で寝ると起きやすいとも言われ、理想は7・5時間ですが個人差もありますので、自分がぐっすり眠れたなと感じる時間を見つけておきましょう。

寝ているときに筋肉は発達するので、特に普段よく動く方、スポーツをされる方は睡眠時間を十分確保するように気をつけましょう。

解決策

1

起き抜けに布団・ベッドの中で運動

「酸素を多く取り込む」そして「全身を動かす」ことが体を目覚めさせるコツです。頭を働かせるとともに、体の重たさを解消していきます。次ページの運動を行ってみましょう。毎日、朝起きたときの習慣として取り入れてみてください。

2

睡眠時間をしっかりとる

基本は7時間程度の睡眠を心がけましょう。とはいえ、睡眠に必要な時間は個人差があるので、自分がしっかり寝られたと思う時間を覚えておいて、毎日しっかり寝られるように努めることが重要です。

朝スッキリ起きる!

オープンチェスト

レベル ★★★☆☆

動画は
こちら

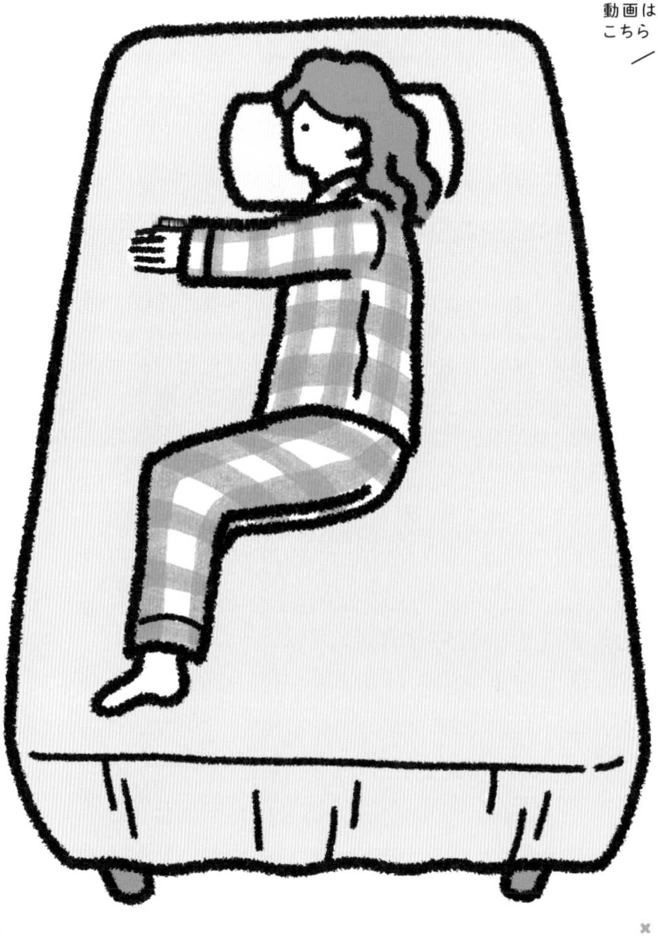

1 股関節・膝関節・肩関節をそれぞれ90°に曲げて横になります。

目安

10回
×
2セット

ポイント

息を大きく吸いながら横に倒してください。腰をそらさないように注意です。左右均等に行いましょう。
体側の筋肉を伸ばすことで呼吸がしやすくなり、気持ちをリフレッシュすることができます。

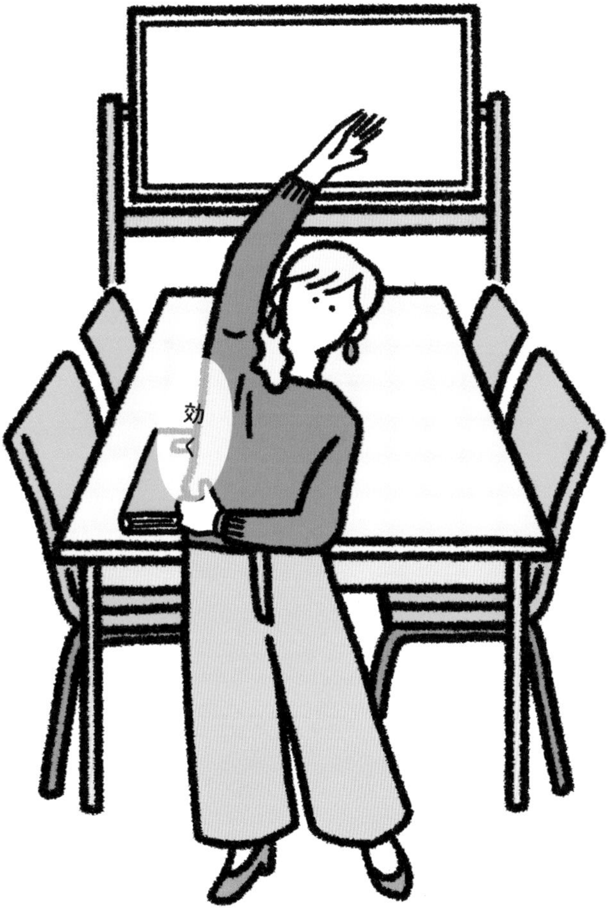

2 ゆっくりと体重移動をし、反対側も同様に行います。
この動作を繰り返します。

お悩み別 No.9

ぽっこりお腹を治したい

姿勢が悪くなると内臓が下がる

様々な原因がありますが、筋肉不足と姿勢不良が原因でお腹がぽっこりと出ている可能性があります。なぜなら、お腹周りの筋肉が衰えていたり姿勢不良の状態だと、内臓の位置が下がってしまうからです。

お腹周りの筋肉を引き締めて、姿勢を改善しつつ、内臓の位置を矯正する必要があります。

また、便秘が原因の可能性もあります。腸内環境が悪化し、便がうまく排泄されず、長期間残ることでぽっこりお腹となってしまいます。

運動はもちろん、当然ながら食事にも気をつけましょう。

根本的に食事の管理をすることで、お腹の引き締めは加速します。

解決策

1

お腹周りに効く捻り運動

お腹周りを引き締めるためには、正しいポジションで体を捻ることがポイント。次ページの運動は腹横筋や腹斜筋がよく使われます。腸などの内臓が活性化し、便秘にも効果的ですよ。

2

食事の摂り方を変える

パーソナルトレーナーである私自身気をつけているのは、主に2つ。1つは食べ過ぎないことです。お腹一杯になるまで食べるのは避けるようにしましょう。
2つ目は夜の炭水化物を少なめにすることです。特に寝る前は厳禁です。糖質はたまりやすいので、炭水化物の摂り過ぎには注意しましょう。

ぽっこりお腹を改善する!

スーパーツイスト

レベル ★★★☆☆

動画は
こちら

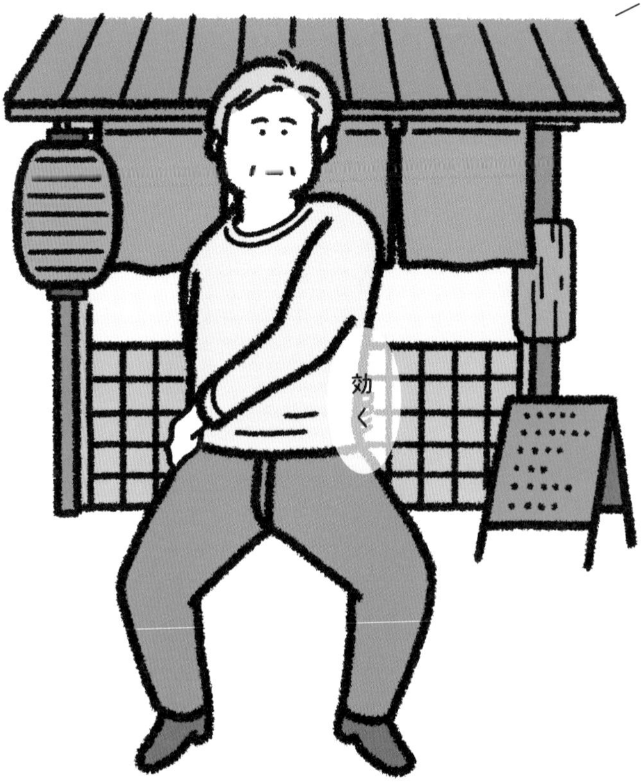

1 足を肩幅に開き、まっすぐに立ちます。しゃがみながら、両腕を体に巻き付けていきます。捻るときにリズミカルに膝を弾ませてください。

目安

10回
×
2セット

ポイント

肩の力を抜いて、目線は常に前を向くようにしましょう。

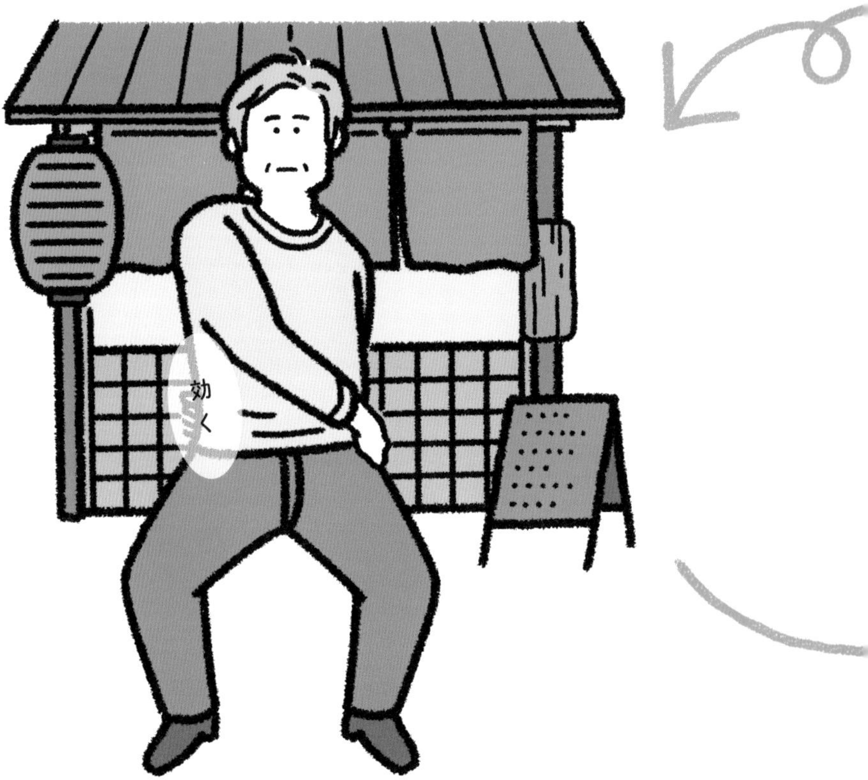

2 反対側も同様に。リズミカルに繰り返します。

＼ 機能解剖学を極めたトレーナーによる ／

運動のQ&A

Q1 転倒しやすくなったのですが、何が原因ですか?

A

脚が上がりにくくなったことが原因です。

バリアフリーの発達で、段差のない道路の増加、エレベーター・エスカレーターが普及し、股関節周りを使わなくなり筋肉が弱くなっている可能性があります。

本書の「レッグスイング」や「ニータッチスクワット」、「ニーハグ」を実践してみましょう。また、階段を積極的に登る習慣をつけることも大事です。

Q2 運動が続かないのですが、どうすればいいですか?

A

意識的に行うのは難しいことです。仕方ありません。大事なのは、自分の体にあったやり方を探して、好きなものを実践することです。この本の中から好きなものを探してやってみるのでもいいですし、軽いウォーキング、ラジオ体操をやってみてもいいと思います。そこから運動習慣がつけば、運動に対する苦手意識もなくなってくるはずです。

「一駅だけ電車使わずウォーキングする」など、自分ルールでゆるく実践してみてください。

Q3 運動のためのまとまった時間がとれません。

A

仕事の合間やテレビを見ながらなどでもいいでしょう。「ながら」で気軽に実践してください。ただし、寝る直前は目が覚めるので、激しい運動は控えましょう。

Q4 マッサージに効果はありますか?

A 十分に効果があります。人にやってもらうのはもちろんのこと、体が硬すぎる人はストレッチではなくセルフマッサージで自分で触ってほぐすだけでも血行が促進されて疲労回復しますよ。

Q5 普段の生活で気をつけることはありますか?

A 「姿勢」と「呼吸」に特に気をつけましょう。
まず姿勢改善のためには、本書の運動を隙間時間に行ってみてください。1分以内でできるものばかりなので、気持ちいいなと思うものだけ選んでいただければ大丈夫です。
気持ち良さは歳を取るごとに変わってくものなので、定期的にチャレンジしてみてください。
呼吸も重要です。人間は1日2万回の呼吸をしています。全てを意識するのは無理ですが、その中で10回だけでも意識すればいいのです。10回だけでも深呼吸してあげて新鮮な酸素を体と頭に取り込んであげましょう。

Q6 もう60歳…何歳でも体を変えることは可能ですか?

A 何歳からでも効果はでます。
私のパーソナルジムにも60歳を超える年配の方も通っています。
個人的なことで言うと私の祖母は90歳からトレーニングを始めて、体も心も元気になりました。母も70歳になった頃、姿勢が悪くなり、なで肩が酷くなりましたが、そこからジムに通い週4回を10年継続。80歳の今、しゃべり方もはきはきと変わり、姿勢もよくなりました。私が教えたわけではないのですが…笑。
100歳でも筋肉はつきますよ。ぜひ本書の運動から始めてみてください。

楽しい運動ライフを送ってください!

健康に適した
最高最善の運動を
生活の一部に

いつまでも若々しくいる秘訣は、身体を動かし続けること。

年々基礎代謝は減っていくのに、食事量が変わらず、運動量も減っていく傾向が強くなります。すると身体が動かしにくくなるばかりか、肥満となり、糖尿病や通風、心臓や脳の病気のリスクも高くなってしまいます。

どんな運動をしたら良いか分からない。これはパーソナルトレーナーの私がよく受ける質問のひとつです。ジムに行くにはハードルが高く、ポーズをキープするストレッチは身体が硬くて辛いだけ、という方が多いのも事実だと思います。

そこで本書でご紹介している動的ストレッチです。関節を動かしながらストレッチするので、リズミカルでやりやすく、筋トレの効果も含む動的ストレッチは、とりあえず運動をしよう！　というときに最適な運動と言えます。

実際、私のパーソナルジムでは、一般の方から、小学生、高齢者、アスリートに渡る全ての方々に、それぞれのレベルや競技に応じた動的ストレッチを処方させていただいております。

本書はまさに、日常生活向けの動的ストレッチの総集編というべきエクササイズを集めていますので、「運動不足解消」「姿勢がよくなる」「日常動作が楽になる」という効果が期待できます。

まずは気になる部位や症状に対応した動的ストレッチから始めてみてください。

楽しい！　変わった！　他の運動もしてみたい！　と思っていただけたら、心から嬉しく思います。

SAWAKI GYM代表
パーソナルトレーナー澤木一貴

澤木一貴（さわきかずたか）

（株）SAWAKI GYM代表取締役。NESTA JAPAN理事。トレーナー歴29年。静岡県の整形外科病院でトレーナー科主任を歴任し、リハビリ後の方からトップアスリートまで医学的根拠に基づき指導。その後専門学校講師を12年間務め、機能解剖学を中心に学生教育を行う。現在はトレーナー活動の他、講演会やメディアで健康情報を発信している。出版書籍は12冊、監修雑誌は300冊以上。テレビ出演多数。

機能解剖学×動的ストレッチで不調を回復
衰えた体がよみがえる最高最善の運動

2020年4月 5 日　第1刷発行
2021年5月20日　第3刷発行

著　者　澤《さわ》木《き》一貴《かずたか》
発行者　佐藤 靖
発行所　大《だい》和《わ》書房
〒112-0014 東京都文京区関口1-33-4
電話　03(3203)4511

装丁　坂川朱音
本文デザイン　坂川朱音+田中斐子（朱猫堂）
イラスト　藤原なおこ
筋肉イラスト　CHINATSU
DTP　イオック
校正　鴎来堂
本文印刷　光邦
カバー印刷　歩プロセス
製本所　ナショナル製本
編集担当　大野洋平

ISBN978-4-479-78499-9

http://www.daiwashobo.co.jp

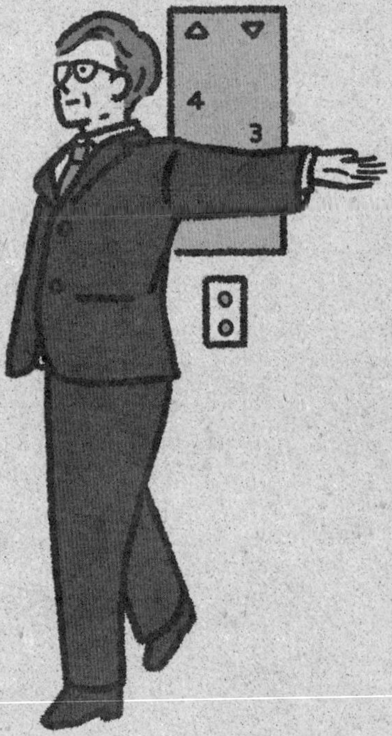
4
3